ZUR SYSTEMATIK, KLINIK UND UNTERSUCHUNGSMETHODIK DER VESTIBULARISSTÖRUNGEN

EINE ERGÄNZUNG ZU DER SCHRIFT DES VERFASSERS

SPONTAN- UND PROVOKATIONS-NYSTAGMUS ALS KRANKHEITSSYMPTOM

VON

Dr. D^r h. c. HERMANN FRENZEL

O. Ö. PROFESSOR DER HALS-NASEN-OHRENHEILKUNDE IN GÖTTINGEN

MIT 25 TEXTABBILDUNGEN

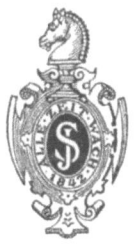

SPRINGER-VERLAG
BERLIN · GÖTTINGEN · HEIDELBERG
1961

Sonderdruck
aus dem Archiv für Ohren-, Nasen- und Kehlkopfheilkunde, Bd. 177, Heft 5, S. 353–395 (1961)
Springer-Verlag, Berlin · Göttingen · Heidelberg

Alle Rechte, insbesondere das der Übersetzung in fremde Sprachen, vorbehalten

Ohne ausdrückliche Genehmigung des Verlages ist es auch nicht gestattet, dieses Buch oder Teile daraus auf photomechanischem Wege (Photokopie, Mikrokopie) zu vervielfältigen

© by Springer-Verlag OHG/Berlin · Göttingen · Heidelberg 1961

Die Wiedergabe von Gebrauchsnamen, Handelsnamen, Warenbezeichnungen usw. in diesem Werk berechtigt auch ohne besondere Kennzeichnung nicht zu der Annahme, daß solche Namen im Sinne der Warenzeichen- und Markenschutz-Gesetzgebung als frei zu betrachten wären und daher von jedermann benutzt werden dürften.

ISBN-13: 978-3-540-02663-1 e-ISBN-13: 978-3-642-88753-6
DOI: 10.1007/ 978-3-642-88753-6

Inhaltsübersicht

	Seite
I. Einleitung	6
II. Charakteristik der drei Hauptformen von Vestibularisstörungen	8

    1. Morbus Menièri S. 8; 2. Vestibularisausfall S. 9; 3. Lage- und Lagerungsschwindel bzw. Nystagmus S. 9

III. Übergänge, Mischformen und Zwischenformen	10
IV. Ätiologisches und Pathogenetisches zu den drei Hauptformen der Vestibularisstörungen	
1. Morbus Menièri	14
2. Einseitiger Vestibularisausfall	17
3. Lage- und Lagerungs-Nystagmus	20
V. Vestibularisstörungen anderer Art	24
VI. Schwindelanalyse	24
VII. Zur Prüfung auf Lage- und Lagerungs-Nystagmus	28
VIII. Einige diagnostische Nystagmusregeln	35
IX. Beispiele unter besonderer Berücksichtigung des Lage- und Lagerungsschwindels bzw. -Nystagmus	36
Literatur	46

Die vorliegende Abhandlung versucht, die vielgestaltigen Vestibularisstörungen, die häufig bei den mit Schwindel einhergehenden Erkrankungen vorhanden und nachweisbar sind, vom Symptomatischen her gegenüberzustellen, voneinander abzugrenzen und in ein Gesamtsystem dieser Störungen einzuordnen, das als Orientierungsgrundlage und als Ausgangsstellung für die diagnostische Klärung des Einzelfalles verwendbar ist.

Besondere Berücksichtigung erfahren unter den drei Hauptformen von Vestibularisstörungen diejenigen mit *Lage-* und *Lagerungsschwindel bzw. Nystagmus*, unter anderem deswegen, weil die Darstellung im Zusammenhang steht mit einem im Mai 1960 gehaltenen Einleitungsvortrag zum Symposion über Lage-Nystagmus in Basel, der im Bericht (Acta otolaryng. Stockh. Suppl. 159) nur gekürzt und ohne Abbildungen veröffentlicht wurde.

Außerdem stellt die vorliegende Arbeit, die sich für eine kurze Zusammenfassung nicht eignet, so daß an deren Stelle eine Inhaltsübersicht vorangestellt wird, eine Ergänzung zu der Monographie des Verfassers über Spontan- und Provokations-Nystagmus dar entsprechend der dort auf S. 43 diskutierten Notwendigkeit einer systematischen Lagerungs-Prüfung.

I. Einleitung

Vestibularisstörungen sind keineswegs so seltene und keineswegs nur auf das Arbeitsgebiet der Otologen beschränkte Vorkommnisse, wie man das aus der geringen Beachtung schließen könnte, die sie in der nichtotologischen Literatur bisher gefunden haben.

In unserer Poliklinik, in der auch alle stationär behandelten Kranken durch die Erstuntersuchung erfaßt werden, ergab eine Auszählung der Jahre 1957 und 1958 unter 12363 Zugängen 833 Kranke, also fast 7% mit objektiven Vestibularisstörungen.

Unter 155 Kranken des ersten Halbjahres 1959, deren Krankengeschichten wir einer genauen Durchmusterung unterzogen haben, entfielen auf:

1. Morbus Meniéri sui generis 17
2. Formenkreis Menière-artiger Krankheitsbilder 4
3. Einseitiger Vestibularisausfall 23
4. Vestibularisstörungen mit Lage- und Lagerungsschwindel bzw. -Nystagmus 35
5. Vestibularisstörungen anderer Art 76

Wenn man von den meist leicht diagnostizierbaren otitischen oder durch organische Erkrankungen des Zentralnervensystems verursachten Vestibularisstörungen absieht, so dürfte es sich vorwiegend um vasculäre Prozesse handeln, freilich wohl unterschiedlicher Art, wie Insulte und mechanisch oder dysregulatorisch bedingte Durchblutungsstörungen, bei deren Zustandekommen neben einer allgemeinen vegetativen Dystonie auch Einflüsse der Schwerkraft und des Blutdruckes — vor allem wohl der Hypotonie — und vielerlei ätiologische Faktoren, wie Trauma, Allergie, Intoxikationen, Osteochondrose der Halswirbelsäule, hormonale Störungen und nicht zuletzt psychische Einflüsse aufs Vegetativum im Spiele sind.

Diese durchaus noch nicht vollständige Aufzählung läßt bereits vermuten, daß man im Einzelfall mit einem wenn auch für die Therapie ausreichenden, so doch für wissenschaftliche und Begutachtungszwecke höchst mißlichen Jonglieren mit Möglichkeiten rechnen muß.

Für die Therapie deshalb ausreichend, weil die isolierten vasculären Vestibularisstörungen der verschiedensten Art zwar sehr lästige, aber harmlose Gesundheitsstörungen mit starker Neigung zum spontanen Verschwinden zu sein pflegen und somit fast jede Therapie „erfolgreich" sein kann.

Ihre häufige Harmlosigkeit dürfte dazu beitragen, daß den Vestibularisstörungen als solchen in der Klinik und in der Praxis so wenig Beachtung geschenkt wird, und daß sie auch keinen besonderen Anreiz für die gerade bei ihnen recht mühsame klinisch-wissenschaftliche Erforschung bieten.

Man pflegt allenfalls das im Vordergrund stehende subjektive Symptom des Schwindels zur Kenntnis zu nehmen und symptomatisch zu behandeln. Man kennt es als Teilsymptom klimakterischer und arteriosklerotischer Krankheitsbilder, des hypotonen Symptomenkomplexes, bei Magen- und Gallenerkrankungen, bei „Kreislaufstörungen" und vegetativer Dystonie, ohne es in der Regel im Einzelfalle genauer zu differenzieren oder gar durch eine Vestibularisprüfung zu objektivieren.

Daher finden sich zahlreiche unbeachtete Vestibularisstörungen bei den internistisch, neurologisch oder in der Allgemeinpraxis behandelten Kranken. Die geringe Beachtung der Vestibularisstörungen bringt es mit sich, daß diejenigen unter ihnen, die eine dramatisch verlaufende Symptomatik bieten, wie etwa ein Menière-Anfall oder das Zustandsbild nach einseitigem plötzlichen Vestibularisausfall oder ein massiver Lagerungsschwindel zu den üblichen Fehldiagnosen wie Nervenzusammenbruch, Nahrungsmittelvergiftung, Apoplexie, psychogenes Zustandsbild und anderes mehr führen, obwohl im frischen Erkrankungszustande für den Kundigen ein Blick auf die Augen genügt, um an dem dann auch ohne Beobachtungshilfsmittel leicht sichtbaren vestibulären Rucknystagmus das Zustandsbild als Vestibularisstörung zu erkennen.

Da aber der Nystagmus nicht nur bei dem durch seine kurze Dauer charakterisierten Menière-Anfall schnell verschwindet, sondern auch bei anderen stürmisch einsetzenden Vestibularisstörungen ein baldiger Rückgang dieses diagnostisch wichtigsten objektiven Symptoms ebenso erfolgt, wie es auch für die subjektiven Vestibularissymptome der Fall zu sein pflegt, kommt es in der Regel angesichts einer scheinbar erfolgreichen Therapie mit schneller Besserung zu keiner Klärung des Krankheitsgeschehens, das dann später aus der Anamnese als Vestibularisstörung dieser oder jener Art noch erkennbar sein kann.

Wir haben vor $1^1/_2$ Jahren von den oben genannten 155 Kranken eine Gruppe von einigen 20 Kranken, bei denen vasculäre Prozesse anzunehmen waren, gemeinsam mit der Nervenklinik, der Augenklinik, der Medizinischen Klinik und der Röntgenabteilung der Chirurgischen Klinik[1] besonders gründlich untersucht, um zu sehen, ob sich verwertbare diagnostische Anhaltspunkte für einen vasculären Prozeß gewinnen ließen.

Die Untersuchungen erstreckten sich neben der eingehenden otologischen Untersuchung auf die Erhebung des genauen neurologischen Befundes einschließlich Liquorbefund, des internistischen sowie des mit den ophthalmologischen Druckmessungen am Augenhintergrund feststellbaren Kreislauf- und Gefäßbefundes und auf den Wirbelsäulenbefund.

Leider haben diese Untersuchungen bei den ersten 20 Kranken *keine* diagnostisch verwertbaren Befunde hinsichtlich der Gefäßfunktion ergeben, so daß wir sie bald danach eingestellt haben.

---

[1] Für die Unterstützung bei diesen stets vom gleichen Untersucher durchgeführten mühevollen Prüfungen danke ich auch an dieser Stelle den Herren Privatdozenten Dr. POPPE und Dr. SCHWEER sowie den Herren Dr. PRILL und Dr. SCHELER verbindlichst.

Wenn man sich nun zunächst *über* das Gebiet der Vestibularisstörungen und die ihnen zugrunde liegenden Erkrankungen orientieren will, so kann man von Zusammenstellungen nach Art der Tab. 1, S. 15, Gebrauch machen, die es mit ihren dazugehörigen, hier nicht wiedergegebenen tabellarischen Erläuterungen ermöglichen, von verschiedenen Standpunkten aus einen gewissen Überblick zu gewinnen, so wie man etwa über wenig bekannte Länder der Erde durch die in Atlanten üblichen Zusammenstellungen über Flächeninhalt, Bevölkerungszahl, Anbau und Ernte, Viehbestand und anderes mehr einen Überblick erhält. Aber ebensowenig wie diese Zusammenstellungen es ermöglichen, sich *in* einem unbekannten Lande zurechtzufinden — wozu man Karte und Kompaß benötigt —, ebensowenig vermag man sich mit Zusammenstellungen nach Art der Tab. 1 vom Vestibularis her diagnostisch zurechtzufinden.

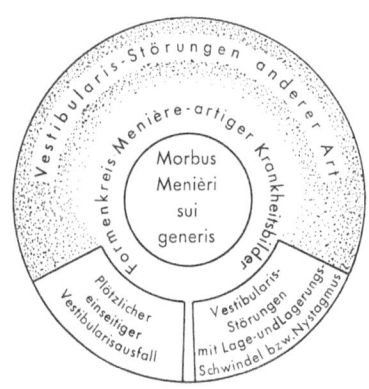

Abb. 1. *Schema der Vestibularisstörungen.* Geringfügig modifiziert gegenüber dem im Rahmen einer Diskussionsbemerkung erstmals abgebildeten Schema [HNO (Berl.) 7, 249 (1959)]

Am Anfang des diagnostischen Weges sollte die Analyse und Einordnung der vorhandenen Vestibularisstörung stehen, die man an Hand des Schemas der Abb. 1 vornehmen kann und zwar mit Hilfe

1. der *Schwindelanalyse*,
2. der Beobachtung von *Spontan-* und *Provokations-Nystagmus* und
3. der *Erregbarkeitsprüfung* unter Berücksichtigung der Hörbefunde.

II. Charakteristik der drei Hauptformen von Vestibularisstörungen

Die Darstellung der Abb. 1 schneidet aus der Gesamtheit der Vestibularisstörungen drei Formen heraus, die sich in ausgeprägten Fällen gegeneinander und gegen den verbleibenden Rest von ,,Vestibularisstörungen anderer Art" gut abgrenzen lassen. Der Formenkreis Menièreartiger Krankheitsbilder stellt eine Sonderform dar, auf die im Abschnitt III näher eingegangen wird.

Der *Morbus Menièri sui generis* ist als Vestibularisstörung charakterisiert durch den Vestibularis-Anfallsschwindel in Form periodisch auftretender kurzdauernder *Schwindelattacken* von Minuten bis Stunden mit wechselnder Intensität der Anfälle und wechselnder Häufigkeit, die im Intensitäts-Zeitdiagramm einen Ablauf gemäß Abb. 2a zeigen. Die Schwindelattacken sind je nach ihrer Intensität von mehr oder weniger intensivem *Spontan-Nystagmus* begleitet, der im Beginn eines schweren

Anfalles sogar durch die dann üblicherweise geschlossen gehaltenen Augenlider hindurch gut sichtbar ist. Die *thermische Vestibulariserregbarkeit* pflegt lange Zeit normal zu bleiben oder nur unwesentlich gestört zu sein, so daß in der Zeitperiode, in der die diagnostische

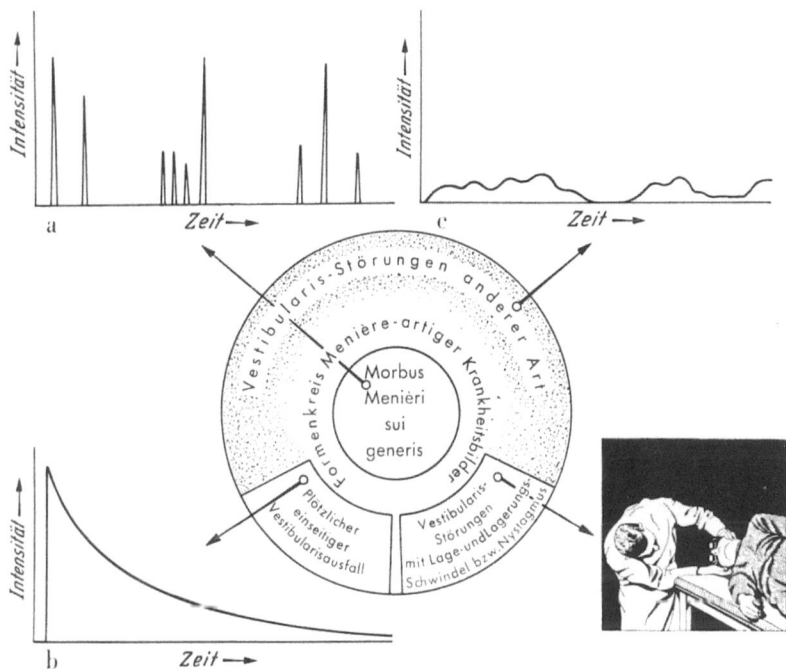

Abb. 2. *Synoptische Schwindel-Charakteristik der Vestibularisstörungen*

Klärung zu erfolgen pflegt, in der Regel noch keine verwertbaren Erregbarkeitsstörungen nachweisbar sind.

Der *plötzliche einseitige Vestibularisausfall* ist durch eine schwere initiale Vestibularschwindel-Attacke mit anschließendem gesetzmäßig abklingenden Dauerschwindel entsprechend dem Intensitäts-Zeitdiagramm b (Abb. 2), durch den in gleicher Weise ablaufenden richtungsbestimmten Vestibularisausfall-Nystagmus zur gesunden Seite und durch die thermische Unerregbarkeit der kranken Seite gekennzeichnet.

Die dritte Form schließlich, der *Lage-* und *Lagerungsschwindel* bzw. *Nystagmus*, stellt eine Vestibularisstörung dar, die entsprechend der Bezeichnung und den charakteristischen Angaben der Kranken von der *Kopflage* im Raum oder — sehr viel häufiger — von dem Vorgang des Kopflagewechsels, also einer *Lagerung*, abhängig ist und im letzteren Falle zu einem transitorischen Nystagmus zu führen pflegt, der oft nur für wenige Sekunden — „für einen Moment" — mit dem allerdings häufig sehr heftigen Vestibularisschwindel verbunden ist. Vom Kranken wird dieses Vorkommnis verständlicherweise gern als Schwindel*anfall* bezeichnet, eine Bezeichnung, die der Arzt für diesen lagerungsabhängigen „Moment" — oder „Sekunden"-Schwindel besser vermeidet[1] und durch die Bezeichnung „*Lagerungsschwindel*" oder „*transitorischer Lageschwindel*" ersetzt. Die thermische Erregbarkeit pflegt ungestört zu sein.

III. Übergänge, Mischformen und Zwischenformen

Wie überall im Bereich des Biologischen gibt es auch bei den Vestibularisstörungen *Übergänge* und *Mischformen* sowie *Skalen von Zwischenformen* teils quantitativer, teils qualitativer Art, bei deren Symptomatik überdies noch Zeitfaktoren eine wesentliche Rolle spielen.

Die Berücksichtigung von Zwischenformen ist in erster Linie bei dem plötzlichen einseitigen Vestibularisausfall und bei den Vestibularisstörungen mit Lage- und Lagerungs-Nystagmus von Bedeutung.

Ersterer ist absichtlich und ausdrücklich mit dem Epitheton „plötzlich" versehen, weil das Auftreten der heftigen initialen Schwindelattacke (und des richtungsbestimmten Vestibularis-Ausfall-Nystagmus zur gesunden Seite) von dem *plötzlichen* Ausfall der Labyrinthaktivität einer Seite und damit dem Eintritt einer akuten Vestibulartonusdifferenz im Kerngebiet abhängig ist. Der gesetzmäßige Ablauf des Dauerschwindels (und des Spontan-Nystagmus) beruht auf dem Vorgang der sofort einsetzenden zentralen Kompensation. Beim *allmählichen* Funktionsausfall eines Labyrinthes wird die Kompensation bereits *während* des allmählichen Funktionsverlustes wirksam, so daß je nach dem Tempo des Funktionsverlustes eine durch diesen Zeitfaktor bestimmte Skala von Zwischenformen von dem einen charakteristischen Eckpfeiler des mit dramatischer Symptomatik verbundenen *plötzlichen* Vestibularisausfalles bis zum anderen Eckpfeiler des *so langsam* eintretenden Vestibularisausfalles reicht, daß er infolge der ständig mit ihm Schritt haltenden Kompensation zum „symptomlosen" — d.h. *subjektiv* symptomlosen — Vestibularisausfall wird.

Auf der anderen Seite steht eine quantitative Skala, die durch das Vorkommen mehr oder minder starker Teilschäden eines Vestibularis bestimmt wird, so daß sich die Ausläufer dieser Skala in uncharakteristische Spurenbefunde verlieren können. Während der subjektiv symptomlose Vestibularisausfall objektiv an der thermischen Unerregbarkeit erkennbar ist, läßt die Erregbarkeitsprüfung bei den geringen Teilschäden im Stich, so daß hier etwaige Spurenbefunde in den Bereich der erwähnten Übergänge, etwa zu „Vestibularisstörungen anderer Art" führen.

---

[1] Dazu vgl. Abschnitt VI „Schwindelanalyse".

Für den einseitigen Vestibularisausfall ergibt sich also folgende Doppelskala:

Geringfügige einseitige Vestibularisschädigung mit Spurenbefund.	*Skala der Zwischenformen*	**Plötzlicher einseitiger Vestibularisausfall mit dramatischer Symptomatik.**	*Skala der Zwischenformen*	**Langsamer einseitiger Vestibularisausfall (Symptomloser Vestibularisausfall).**

Bei den Vestibularisstörungen mit *Lage-* und *Lagerungs*-Nystagmus muß man nun neben einer qualitativen und einer quantitativen Skala sogar fünf verschiedene Zeitfaktoren berücksichtigen:
1. die Latenzzeit
2. die Nystagmusdauer
3. die Reproduzierbarkeit
4. Die Gesamtdauer der Vestibularissymptome (Krankheitsdauer)
5. das Tempo des Lagewechsels.

Für den transitorischen Lagerungs-Nystagmus und Lagerungsschwindel ist es charakteristisch, daß er erst einige Sekunden nach Einnahme einer anderen Kopflage, also mit Latenz auftritt (Zeitfaktor 1), einen schnell zu seinem Maximum anschwellenden und wieder abschwellenden Schwindel- bzw. Nystagmusvorgang begrenzter Dauer zwischen einigen und etwa 20—30 sec darstellt (Zeitfaktor 2) und nicht sofort, sondern erst nach einer längeren Pause in voller Stärke reproduzierbar zu sein pflegt (Zeitfaktor 3).

Ferner gibt es sehr verschiedene Verlaufsdauern dieser Vestibularisstörung, die zum spontanen Verschwinden in Tagen, Wochen, Monaten neigt, aber auch über Jahre hin vorhanden bleiben oder wiederholt in Perioden auftreten kann (Zeitfaktor 4).

Und schließlich ist auch das Tempo des Lagewechsels von Bedeutung (Zeitfaktor 5). Durch langsamen Lagewechsel kann das Auftreten von Lagerungs-Nystagmus vermieden werden, der beim gleichen Kranken nach schnellem Lagewechsel stürmisch auftritt.

Darüber hinaus gibt es noch die bereits von BÁRÁNY beobachtete und von RUTTIN als wichtiges Kriterium angesehene „strenge Lateralität" eines Lage-Nystagmus, d.h. der statische Lage-Nystagmus tritt erst dann ein, wenn bei der Lageänderung die Mittellinie überschritten wird.

Schließlich verdient auch die jeweils vorliegende *Art der Gegenläufigkeit* des Lagerungs-Nystagmus Berücksichtigung. Es ist ja für den durch Lagerung aus dem Sitzen in die Kopfhängelagen entstehenden, meist rotierenden transitorischen Lagerungs-Nystagmus charakteristisch, daß das Wiederaufrichten zum Sitzen zu einem erneuten transitorischen aber dem primären Lagerungs-Nystagmus nun in seiner Richtung entgegengesetzten Nystagmus führt, der also sozusagen den zweiten Teil eines Lagerungs-Nystagmus darstellt. Dieses von H. H. STENGER als „Gegenläufigkeit" bezeichnete Verhalten kennzeichnet den Lagerungs-Nystagmus als richtungswechselnden Nystagmusvorgang in Abhängigkeit von der Rücklagerung.

Es gibt aber auch noch andere Arten der Gegenläufigkeit etwa den nach einer kleinen Pause *ohne* Änderung der Kopflage *spontan* auftretenden Richtungsumschlag eines Lagerungs-Nystagmus, wie er beispielsweise bei Lagerungs-Nystagmen mit rein horizontaler Schlagrichtung nach Einnahme der Seitenlagen vorkommt. Neben dem von DIX u. HALLPIKE beschriebenen rotierenden Lagerungs-Nystagmus, der nach Einnahme der Kopfhängelage dann auftritt, wenn der Kopf nach einer Seite (nämlich der Seite des von ihnen als otolithenkrank vermuteten Ohres) gedreht ist und neben dem von STENGER beschriebenen ebenfalls meist rotierenden Nystagmus, der *sowohl* nach Lagerung in der Sagittalebene *als auch* nach Lagerung mit nach rechts oder mit nach links gedrehtem Kopf vorhanden ist, gibt es noch andere Typen von Lagerungs-Nystagmus beispielsweise den erwähnten rein horizontalen nach Einnahme der Seitenlagen.

Bei letzterem kommt es übrigens auch vor, daß nach einer sofort nach dem Einsetzen des Nystagmus vorgenommenen Rückdrehung in die Rückenlage der primäre Lagerungs-Nystagmus zunächst unbeeinflußt weiterschlägt und dann nach einer Pause ohne erneuten Lagereiz der gegenläufige Nystagmus in der vorher nystagmusfreien Rückenlage auftritt (siehe Fall 13, S. 42)[1].

Wenn hier Lage- und Lagerungsschwindel bzw. Nystagmus gemeinsam ohne ausdrückliche Trennung in *einer* Störungsgruppe zusammengefaßt sind, so beruht das darauf, daß es auch hier Zwischenformen gibt, die eine reinliche Trennung etwa eines statisch bedingten Lage-Dauer-Nystagmus[2] ohne Latenz und ohne Anfallscharakter von einem kinetischen Lagerungs-Nystagmus mit Latenz und Anfallscharakter erschweren.

CAWTHORNE hat zwar gefunden, daß bei 10% seiner einschlägigen Kranken ein statischer Lage-Dauer-Nystagmus ohne Latenz und ohne Anfallscharakter als Symptom einer Erkrankung des Zentralnerven-

---

[1] Seitdem ich in letzter Zeit im Hinblick auf diese Arten spontaner Gegenläufigkeit die Rücklagerung nicht mehr sofort nach dem Aufhören des Lagerungs-Nystagmus vorgenommen habe, konnte ich den spontanen Richtungsumschlag auch beim rotierenden Lagerungs-Nystagmus in der Kopfhängelage beobachten (Fall 14).

[2] Bezüglich eines Dauer-Nystagmus muß man berücksichtigen, daß damit nicht unbedingt ein unerschöpflicher Nystagmus mit der ganzen Strenge dieses Wortes gemeint ist, sondern nur ein gegenüber dem transitorischen Nystagmus-„Anfall" länger dauernder und ohne die sonstigen Charakteristika des an- und abschwellend transitorischen Nystagmus ablaufender Vorgang, bei dessen zeitlicher Abgrenzung für die Praxis 30 sec als Mindestdauer für einen Dauer-Nystagmus anzusetzen sind (Einzelheiten siehe bei FRENZEL S. 30, Abschnitt f; vgl. auch RUTTIN S. 608/609).

systems vorlag (zentraler Typ), und in 90% ein Lagerungs-Nystagmus oder — wie er mit HALLPIKE sagt — ein „positional nystagmus of the benign paroxysmal type" vorhanden war, der, wie er ebenfalls mit HALLPIKE annimmt, auf einem Otolithenschaden beruht (peripherer Typ).

So bestechend eine solche Einteilung auch ist, so läßt sich — auch nach unseren Erfahrungen — das Problem des Lage-Nystagmus leider nicht auf eine derart einfache Formel bringen. Man kann aber in Anlehnung an die Cawthornesche Einteilung unter Fortlassung alles Problematischen folgende Faustregel aufstellen:

Lage Dauer-Nystagmus mit meist unauffälligem, gelegentlich fehlendem Begleitschwindel ist verdächtig auf eine Erkrankung des Zentral-Nervensystems, so daß nach Ausschaltung eines toxisch bedingten Lage-Nystagmus mit aller Sorgfalt nach einem neurologischen Grundleiden gesucht werden muß.

Transitorischer Lagerungs-Nystagmus ist trotz des oft beängstigend heftigen Begleitschwindels ein harmloses, oft vasculär bedingtes Symptom, vorausgesetzt, daß ein krankhafter neurologischer Befund und entzündliche Mittelohrerkrankungen (Fistelsymptom!) ausgeschlossen wurden.

Die von CAWTHORNE einander gegenübergestellten Typen des Lage-Dauer-Nystagmus ohne Latenz und des transitorischen Lagerungs-Nystagmus mit Latenz sind ferner sehr geeignet, als Eckpfeiler einer Skala der qualitativen Zwischenformen zu dienen, so daß man unter Berücksichtigung der genannten Faktoren zu folgender den Anforrungen einer „pragmatischen Systematik" entsprechenden Einteilung mit heuristischem Wert kommt:

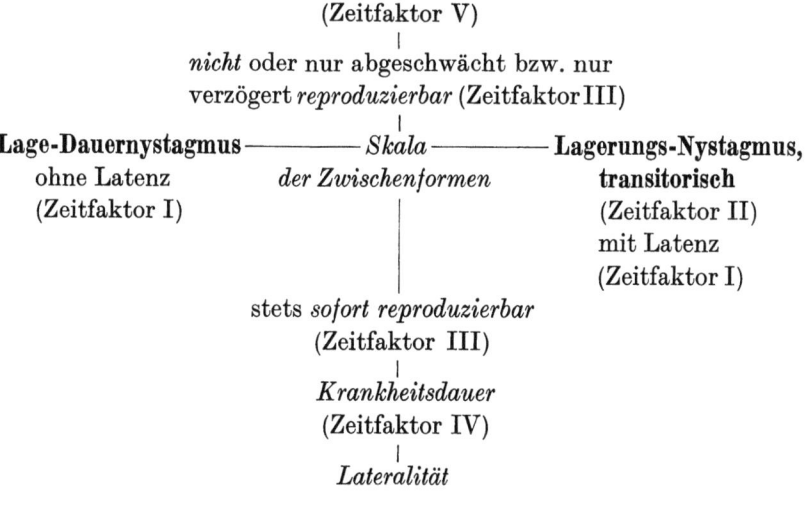

Daneben gibt es dann noch die Skala quantitativer Zwischenformen, die von den monosymptomatischen massiven Krankheitsbildern herabreicht bis zu geringintensiven Formen, die ein unwesentliches Begleitsymptom anderer Vestibularisstörungen, beispielsweise als Spätbefund nach dem einseitigen Vestibularisausfall und als Intervallbefund beim Morbus Menièri sein können.

Auch bei entzündlichen Labyrinth-Erkrankungen und bei direkten Labyrinthverletzungen kann peripherer Lage- und Lagerungs-Nystagmus vorkommen (NYLÉN; GERLINGS; STENGER; HOFMANN). Ob der bei akuter Otitis media gelegentlich auftretende *massive* Lage- bzw. Lagerungs-Nystagmus auf otogenen Einflüssen auf die Labyrinthfunktion beruht oder durch die für die Otitis verantwortliche Infektion auf andere Weise verursacht wird, wie das bei anderen, nicht-otitischen Infektionen, etwa bei einer Pyelitis der Fall ist, muß vorläufig dahingestellt bleiben.

IV. Ätiologisches und Pathogenetisches zu den drei Hauptformen der Vestibularisstörungen

1. Morbus Menièri

Das Schema der Abb. 1 stellt den *Morbus Menièri sui generis* als eine der drei Hauptformen von Vestibularisstörungen in den Mittelpunkt, also eine *Krankheit*. Die beiden anderen Formen sind dagegen nur symptomatisch charakterisierte Störungen. Eine solche Nebeneinanderstellung mag auf den ersten Blick Anstoß erregen. Aber im Sinne einer *pragmatischen Systematik*, also einer auf die ärztliche Praxis abgestellten Einteilung, scheint sie doch berechtigt und — vgl. auch Tab. 1 — nur unter Verzicht auf Vollständigkeit vermeidbar zu sein.

Über die *Menièresche Krankheit* sind wir, wenn auch die Ätiologie noch nicht vollständig aufgeklärt werden konnte und wahrscheinlich ein polyätiologisches Geschehen auf vegetativ-dystonischer Grundlage vorliegt, hinsichtlich des Krankheitssitzes und der Pathogenese so weit unterrichtet, daß die Verwendung der Krankheitsbezeichnung begründet ist. In der Mehrzahl der bisher histologisch untersuchten Fälle fand sich eine Ektasie im Bereiche des häutigen Labyrinthes, aus der auf einen Hydrops labyrinthi bzw. dessen Folgezustand geschlossen werden darf.

Man hat aber außerdem daraus geschlossen, daß die endolymphatische Drucksteigerung den Anfall bei der Menièreschen Krankheit auslöst, ja man hat sogar detaillierte Vorstellungen von einer kritischen Zunahme des endolymphatischen Druckes entwickelt, die zur Kompression der Capillaren und damit zum Anfall führen soll, während die verengten Capillaren gleichzeitig wieder die Endolymphproduktion verhindern, so daß Druck und Anfall nachlassen (CAWTHORNE u. HEWLETT). Gegenüber solchen Vorstellungen muß jedoch betont werden, daß damit das überwiegende Vorkommen eines massiven Nystagmus zur kranken Seite im echten Menière-Anfall (GÜNTHER) schlecht vereinbar ist. Kompression der Capillaren — oder wie STEURER in seinem Lehrbuch schreibt — Kompression der Sinnesendstellen müßte mit aller Wahrscheinlichkeit zu einer Funktions*schädigung* des betroffenen Labyrinthes und damit zu einer Minderung der Spontanaktivität und zu einem Nystagmus zur *gesunden* Seite führen. Außerdem kennen wir Ektasien des häutigen Labyrinthes ohne klinische Vestibulariserscheinungen, beispielsweise bei der hereditär progressiven Innenohrschwerhörigkeit.

Man sollte sich daher bei Schlußfolgerungen aus der Ektasie des häutigen Labyrinthes vorläufig damit begnügen, aus ihr die Folge einer Störung der neuro-vegetativ gesteuerten Produktion bzw. Resorption

Tabelle 1

HALLPIKE Brit. med. Bull. 12, 149 (1956)	PFALTZ Schweiz. med. Wschr. 86, 425 (1956)	NYLÉN Nordisk Lärobok I Oto-Rhino-Laryn- gologie. Kopenhagen Verlag Munksgaard	WODAK HNO (Berl.) 7, 257 (1959)	‚ MANN Ther. d. Gegenw. 98, 568 (1959)
Morbus Menièri	Morbus Menièri	Morbus Menièri	Labyrinth-Erkrankung a) purulenta b) Menière	Vorwiegend funktionelle Zirkulationsstörungen
Kleinhirn-Brückenwinkel-Tumor	Kleinhirn-Brückenwinkel-Tumor	Tumor statoacusticus	Neurologisch (organisch), Neurotisch, Allergisch, Vegetativ	Organische cerebrale Durchblutungsstörungen
Vestibularis-Neuronitis	Vestibularis-Neuronitis	Neuritis (Neuronitis) vestibularis	Optokinetisch	Hirntumoren
Lage-Nystagmus vom benignen Anfallstyp	Peripherer Lage-Nystagmus	Morbus otolithicus	Intestinalis	Hirn-Embolien und Encephalomalacien
	Syndrome Sympathique Cervical Postérieur	Tumor cerebri und cerebelli	Circulatoria (Blutdruck, Hirn-Arteriosklerose)	

der Endolymphe zu schließen, wobei es naheliegt, daß rezidivierende stürmische Produktions- bzw. Resorptionsstörungen, wahrscheinlich verbunden mit Störungen des Chemismus (RÜEDI), auf irgendeine Weise, vielleicht lymphokinetisch, zu einer Vestibular*erregung* mit Aktivitäts*steigerung* führen. Gelegentlich schlägt aber auch der Nystagmus im Anfall zur gesunden Seite, und die Ektasie konnte in der Mehrzahl, aber nicht in allen morphologisch untersuchten Fällen von Menièrescher Krankheit nachgewiesen werden. Man muß also damit rechnen, daß auch plötzliche Aktivitäts*minderungen* einen Anfall hervorrufen. Entsprechend der alten Vorstellung von der angioneurotischen Pathogenese der Menièreschen Krankheit, die der Migraine an die Seite gestellt und in einzelnen Fällen als Migraine-Äquivalent gedeutet wurde, scheinen also auch angioneurotische Vorgänge ohne Störungen von seiten der Endolymphe die Symptome der Menièreschen Krankheit auslösen zu können.

An solche pathogenetische Möglichkeit ist um so eher zu denken, als damit die im Rahmen der Menièreschen Krankheit vorkommenden isolierten vestibulären und cochleären Formen als Gefäßspasmen an den einzelnen Ästen der arteria labyrinthica am ehesten erklärbar sind.

Im Gegensatz zu dem *typischen* Morbus Menièri, der nur im Falle periodisch auftretender kurzdauernder Anfälle von Vestibularisschwindel mit praktisch schwindelfreien Intervallen bei einseitiger, progressiver, oft fluktierender Innenohrschwerhörigkeit (mit positivem Recruitment) klinisch *ohne weiteres* diagnostiziert werden darf, gibt es nun, abgesehen vom „rein cochleären" oder „rein vestibulären" Morbus Menièri und von der Sonderform des *Lermoyez* — le vertige, qui fait entendre — in 10—20% der Fälle auch doppelseitige Menièresche Krankheiten, deren klinische Diagnose ebenso wie diejenige der rein vestibulären Formen mangels ausreichender Charakteristika auf Schwierigkeiten stößt oder bei der man sich sogar mit Vermutungen begnügen muß.

Es bleibt daher — wenn man auch sagen muß *leider* — nichts anderes übrig, als eine Nachbargruppe „*Formenkreis Menière-artiger Krankheitsbilder*[1]" einzuführen mit fließenden Übergangen zu „Vestibularisstörungen anderer Art".

Durch den Verlauf und bei Beobachtung mehrerer Anfälle — insbesondere hinsichtlich des Verhaltens des Nystagmus im Anfall, etwaiger Ohrgeräusche und des häufig vorkommenden, sehr charakteristischen Druckgefühles in dem schuldigen Ohr — „mein Ohr ist wie zugekorkt" — läßt sich im Laufe der Zeit aus der Gruppe des Formenkreises eine Reihe von Krankheitsbildern noch als echte Menièresche Krankheit erkennen, während der Rest — alle Krankheitsbilder des Formenkreises natürlich durch den periodischen kurzdauernden Anfallschwindel mit praktisch freien Intervallen und dadurch in ihrer symptomatologischen Verwandtschaft zum Morbus Menièri gekennzeichnet — sich entweder als symptomatische Vestibularisstörung einer anderen Erkrankung etwa einer zunächst noch nicht erkennbar gewesenen Erkrankung des Zentralnervensystems herausgestellt[2] oder zu anderen, diagnostisch unklar bleibenden Erkrankungen gehört, die periodisch, wohl *auch* infolge von Durchblutungsstörungen oder anderen flüchtigen Einflüssen etwa im Rahmen einer Allergie, die ja auch retrolabyrinthär angreifen können, zu „Vestibularis-Anfallschwindel Typ Menière" führen.

Unter diesen Umständen ist es verständlich, daß die Bezeichnung „Morbus Menière" nicht allgemein gebräuchlich ist, sondern daß — besonders im Ausland — auch von einem *Menièreschen Syndrom mit oder ohne Labyrinthhydrops* gesprochen wird. An unserem Schema der Abb. 1 wird dadurch nichts Entscheidendes geändert, wenn man statt Morbus Menièri sui generis „Menière-Syndrom mit Labyrinth-

---

[1] Diese Benennung ist zutreffender als die von mir anfänglich benutzte eines Formenkreises Menière-artiger *Erkrankungen*. [HNO (Berl.) 7, 249 (1959)].

[2] Vgl. hierzu die sehr instruktive Beobachtung FREMELS!

hydrops" schreibt und den Formenkreis Menière-artiger Krankheitsbilder als Menière-Syndrom schlechthin bezeichnet. Es wird aber die Abgrenzbarkeit, die Orientierung im Gebiet der Vestibularisstörungen schwieriger. Daher scheinen mir die Bezeichnungen in meinem Schema zweckmäßiger zu sein. Den Einwänden MITTERMAIERS[1] vermag ich nicht zu folgen, da es sich ja bei meinem Schema im Gegensatz zu seinen Versuchen nicht darum handelt, „die *Menièresche* Krankheit durch eine schematische Zeichnung zu erläutern" und da ja gerade die Einfügung des Formenkreises Menière-artiger Krankheitsbilder der scharfen Abgrenzung des Morbus Menièri sui generis dient.

Wenn ich oben sagte, daß *leider* nichts anderes übrigbleibt, als neben der Menièreschen Krankheit auch einen „Formenkreis Menière-artiger Krankheitsbilder" zu unterscheiden, so bezog sich das darauf, daß es sehr wünschenswert wäre, den Namen Menières *nur* mit der Menièreschen Krankheit zu verbinden und mit nichts anderem. Aber das ist eben *leider nicht* möglich, ohne den Tatsachen Gewalt anzutun.

Es wäre darüber hinaus auch nichts Grundsätzliches dagegen einzuwenden, außerdem noch von einem „*Menièreschen Symptomenkomplex*" zu sprechen und etwa die Initialattacke einer Labyrinthverletzung oder eines Vestibularisausfalles damit zu kennzeichnen oder die Bezeichnung „*Menière-Schwindel*" zu verwenden, wenn man über das Gebiet der Vestibularisstörungen soweit orientiert ist, daß mit diesen Bezeichnungen keine Verwirrung angerichtet wird. Die Erfahrung lehrt aber, daß selbst in der wissenschaftlichen Literatur bis in die neueste Zeit solche Verwirrungen allzu leicht entstehen, so daß es ratsam ist, vor allem die letztgenannte Bezeichnung im wissenschaftlichen Schrifttum zu vermeiden und nötigenfalls nur von einem vestibulären Anfallsschwindel Typ Menière zu sprechen (siehe Abb. 3).

2. *Einseitiger Vestibularisausfall*[2]

Für den einseitigen mehr oder weniger plötzlichen oder auch langsamen (symptomenlosen) bzw. partiellen Vestibularisausfall kommt pathogenetisch und ätiologisch folgendes in Frage:
1. Trauma (meist Schädelbasisfraktur),
2. Diffuse Labyrinthitis (bakteriell oder toxisch-serös),
3. Neuritis bzw. „Neuronitis" (Mono- und Polyneuritis, Encephalitis),
4. Vasculärer Prozeß,
5. Multiple Sklerose,
6. Akustikustumor,
7. Sonstige Hirntumoren und ZNS-Erkrankungen anderer Art,
8. Lues.

In der Mehrzahl der ursächlich für den Vestibularisausfall in Betracht kommenden Erkrankungen stößt, wie man sieht, die Diagnose auf keine größeren Schwierigkeiten. Nur die Differentialdiagnose: entzündlich oder

---
[1] Schlußwort HNO (Berl.) **7**, 250 (1959).
[2] Von dem gleichzeitig doppelseitig auftretenden Vestibularisausfall und dessen andersartiger Symptomatik wird hier wegen seiner großen Seltenheit ebenso abgesehen, wie von dem noch selteneren zweizeitigen Eintritt eines Vestibularisausfalles auch der anderen Seite.

vasculär? ist schwierig. Hier wie bei der Mehrzahl aller Vestibularisstörungen fehlen uns pathologisch-anatomische Grundlagen in ausreichendem Umfange.

Von dem häufigen Morbus Menièri sui generis liegen nur einige 20 histologische Innenohrbefunde vor, von dem nicht otitisch bedingten, plötzlichen einseitigen Vestibularisausfall, der entweder entzündlicher oder vasculärer Genese ist, haben KORNHUBER u. WALDECKER sogar nur einen histologisch untersuchten Fall von LINDSAY u. HEMENWAY gefunden, bei dem es sich um einen Gefäßinsult im Ganglion Scarpae gehandelt hat. Von der serologisch zu besprechenden Gruppe der Vestibularisstörungen mit Lage- und Lagerungsschwindel haben DIX u. HALLPIKE und CAWTHORNE u. HALLPIKE je einen histologisch untersuchten Fall veröffentlicht, bei denen sie neben Hirntumoren bzw. Hirnmetastasen und in dem einen Falle neben einer schweren Vertebraliswandveränderung Otolithenschäden feststellten. Aus der Gruppe der Vestibularisstörungen anderer Art sind, wenn man von otitisch bedingten absieht, überhaupt keine morphologischen Ohr- oder sonstigen Vestibularisbefunde bekannt.

Wir stehen also ganz allgemein bei den Vestibularisstörungen und ganz besonders bei den keineswegs seltenen entzündlichen bzw. vasculären einseitigen Vestibularisausfällen morphologisch auf einem sehr unsicheren Boden.

Auf Grund ihrer eigenen zwölf Beobachtungen sind KORNHUBER u. WALDECKER der Meinung, daß die entzündlichen Vestibularisausfälle einen allmählichen Beginn mit Zunahme des Schwindels über Stunden oder Tage zeigen und eine gute Prognose mit weitgehender Wiederherstellung der vestibulären Funktion haben. Die vasculären Störungen wiesen alle ein plötzliches heftiges Einsetzen des Schwindels auf. Ob es sich hier aber wirklich um differentialdiagnostisch verwertbare Unterscheidungsmerkmale handelt, ist ungewiß, weil ja auch bei KORNHUBER u. WALDECKER die Diagnose der entzündlichen Genese einerseits und der vasculären Genese andererseits notgedrungen nur auf Vermutungen auf Grund gewisser Indizien beruht und morphologisch nicht gesichert ist. Bemerkenswert ist, daß bei ihren Kranken, die alle isolierte einseitige akute Vestibularisausfälle hatten, der Liquor cerebrospinalis in allen untersuchten Fällen normal war und daß STENGER, der aus unseren Beobachtungen 53 einschlägige Krankengeschichten durchgesehen hat, in den bei 37 Patienten erhobenen Liquorbefunden — im Gegensatz zur Zoster-Polyneuritis — nur zweimal ganz geringe Zellerhöhung fand. Es scheint danach die vasculäre Genese beim plötzlichen einseitigen Vestibularisausfall durchaus im Vordergrund zu stehen, wobei VENZLAFF an Störungen der vegetativen Gefäßinnervation in Parallele zu der heute ebenfalls als gefäßbedingt gedeuteten idiopathischen Facialislähmung denkt. Daß es jedoch — außer den otitisch bedingten — auch andere entzündliche, etwa virusbedingte plötzliche einseitige Vestibularisausfälle *gibt*, steht außer allem Zweifel. Bei ihnen erscheint aber der Sitz der Schädigung, ob im Ganglion Scarpae, am Nervenstamm oder im Kerngebiet des Hirnstammes so unsicher, daß von DIX u. HALLPIKE statt der üblichen alten Benennung *„Vestibularisneuritis"* die 1898 von MILLS in anderem Zusammenhang geprägte Bezeichnung „*Neuronitis*" verwendet wird.

Was schon MILLS befürchtete, daß nämlich diese Bezeichnung „seems to have an unnatural sound even to a neurological ear" kommt in den gerade auch von neurologischer Seite mehrfach erfolgten Beanstandungen dieser Bezeichnung zum Ausdruck[1] und zweifellos rät LEISSE mit Recht, dem Wort Neuronitis gegenüber recht mißtrauisch zu sein, „Es könnte zu einem bequemen Stempel werden, der die Unsicherheit der Vestibularisdiagnose nur verschleiert".

Durch *partielle Vestibularisschäden* und durch die in einem Teil der Fälle vorhandene Rückbildungsfähigkeit derjenigen Schäden, die zum Vestibularisausfall geführt haben, kommt es zu sehr unterschiedlichen Verlaufsformen hinsichtlich Intensität und Dauer. Im Falle der Erholung der Vestibularisfunktion kann ferner ein Richtungsumschlag des Spontan-Nystagmus zur kranken Seite (Erholungs-Nystagmus nach H. H. STENGER) erfolgen, wobei der Kopfschüttel-Nystagmus jedoch noch zur gesunden Seite schlagen kann. Diese Vorkommnisse muß man kennen, um auch in diesem Stadium keinen Fehldeutungen zu erliegen.

Bisher war vorwiegend die Rede vom *isolierten* Vestibularisausfall, der zwar keine ausgesprochen seltene Erkrankung ist, der aber trotzdem in der Praxis des Hals-Nasen-Ohrenarztes selten vorkommt.

In der Regel überweist nämlich der von der anfänglichen dramatischen Symptomatik stark beeindruckte Hausarzt einschlägige Kranke sofort in ein allgemeines Krankenhaus oder in eine Innere- bzw. Neurologische Fachabteilung und vielfach werden sie auch dort dem Otologen nicht vorgestellt, da ja keine unmittelbar auf das Ohr hinweisenden Symptome vorhanden sind und — wie bereits eingangs erwähnt unabhängig von der jeweils gestellten Diagnose und bei jeder Therapie infolge der zentralen Kompensation eine schnelle Besserung einzutreten pflegt.

Eher bekommt der Hals-Nasen-Ohrenarzt in seiner Praxis diejenigen Kranken zu sehen, bei denen durch eine Polyneuritis, etwa infolge eines Herpes zoster oticus, auch der Acusticus betroffen und vielleicht auch der Facialis beteiligt ist, so daß die Aufmerksamkeit von vornherein auf das Ohr gelenkt wird. Die diagnostische Schwierigkeit liegt in diesen Fällen dann nicht so sehr in der Deutung der Vestibularisstörung als vielmehr im Erkennen des Krankheitsbildes, das im Falle einer Trommelfellbeteiligung durch die Herpesefflorescenzen zur Fehldiagnose einer akuten otitis media mit Labyrinthitis und Facialislähmung verleitet.

Symptomlose Vestibularisausfälle pflegen gemeinsam mit dem Acusticus als Octavusausfall beispielsweise beim Acusticustumor oder als Labyrinthausfall bei otitischen Erkrankungen aufzutreten. Der symptomlose Labyrinthausfall hat eine besondere klinische Bedeutung im Falle einer chronisch-ostitischen und einer tuberkulösen otitis media, weil er trotz der Symptomenarmut auf einer *bakteriellen* Infektion des

---

[1] LEISSE, MITTERMAIER, VENZLAFF u. KORNHUBER: HNO (Berl.) 8, 218—221 (1960).

Innenohres beruhen kann, so daß das Labyrinth einen Überleitungsherd zum Endocranium (Meningitis!) darstellt, der als solcher rechtzeitig diagnostiziert und ausgeschaltet werden muß.

3. Lage- und Lagerungs-Nystagmus

Das Kapitel des Lage- und Lagerungs-Nystagmus steckt nun leider noch voller Problematik. Wir stehen hier bei der wissenschaftlichen Erforschung und bei der klinischen Klärung besonderen Schwierigkeiten gegenüber, die zum Teil auf Eigenschaften dieser Nystagmusvorgänge beruhen, die man nicht anders als launenhaft bezeichnen kann. Der bereits erwähnte Faktor der sehr unterschiedlichen Reproduzierbarkeit gehört beispielsweise hierher, aber auch in der Gesamtdauer der Vestibularissymptome (Krankheitsdauer) sowie in anderer Hinsicht finden sich gerade in diesem Bereich der Vestibularisstörungen Vorgänge und Erscheinungen, für die wir vorläufig keine zuverlässigen Erklärungen haben und die es außerordentlich erschweren, hier eine gültige Ordnung zu schaffen.

Wir wissen zwar, daß es verschiedene Arten von Lagerungsschwindel bzw. Nystagmus gibt, deren eine bei Bogengangsfisteln als klinisch und experimentell geklärt angesehen werden darf (Lymphokinetische Vorgänge durch Druck- und Sogwirkungen des Liquor cerebrospinalis nach NYLÉN: Lagefistelsymptom nach H. H. STENGER). Darüber hinaus ist aber noch vieles unklar.

DIX u. HALLPIKE haben bei ihrem ,,Positional nystagmus of the benign paroxysmal type" offenbar nur eine bestimmte Gruppe von Kranken im Auge, nämlich nur diejenigen, die einen rotierenden Lagerungs-Nystagmus zu der von ihnen als otolithenkrank angenommenen Seite zeigen, wenn diese Seite bei der Kopf-Tieflagerung mit seitlich gedrehtem Kopf unten liegt (Abb. 12). Auch wenn man diejenigen Kranken, die bei der von HALLPIKE nicht verwendeten Lagerungsprüfung in der Sagittalen einen Lagerungs-Nystagmus gleicher Richtung zeigen, in diese Gruppe einbezieht (Abb. 18), so gehören trotzdem nach unseren Erfahrungen nur eine Minderzahl von Vestibularisstörungen mit Lagerungs-Nystagmus zur Gruppe DIX-HALLPIKE.

In eigenen Beobachtungen[1] fanden wir in den von H. H. STENGER aus einem Zeitraum von 9 Monaten lückenlos zusammengestellten 33 Fällen von Lagerungs-Nystagmus nur 11 mal den Typ DIX-HALLPIKE, während 22 mal ein *bei allen drei Lagerungsprüfungen* nachweisbarer und in 19 Fällen in die gleiche Richtung schlagender Lagerungs-Nystagmus auftrat, so daß also hier weder eine Schlagrichtung zum ,,unten liegenden kranken Ohre" noch eine ,,critical position" vorhanden waren (Abb. 15).

---
[1] Acta oto-laryng. (Stockh.) **48**, 103 (1957), Diskussionsbemerkung.

Schließlich gibt es abweichend vom Typ DIX-HALLPIKE und vom Typ H. H. STENGER (siehe S. 12) einen groben rein horizontalen Lagerungs-Nystagmus und zwar nicht nur in jener von NYLÉN 1924 beschriebenen Kombination: *„rotatory towards the side downwards the floor or horizontal towards the opposite side"* oder dem von VOGEL 1960 mitgeteilten Befund: *„vor allem bei rechter Seitenlage nach kurzer Latenz ein starker rotatorischer Rechtsnystagmus, der sich schnell beruhigte,* aber nach dem Aufrichten in einen auch schnell vorübergehenden *Horizontalnystagmus nach links* umschlug".

Sondern es gibt ihn — wie bereits im Zusammenhang mit dem Symptom der Gegenläufigkeit erwähnt — als rein horizontalen groben transitorischen Lagerungs-Nystagmus nach Seitenlagerung. (Vgl. hierzu Fall 13 in Abschnitt IX mit Abb. 22—23. Auch die dort unter Ziffer 5 erwähnten Befunde MIEHLKES betreffen einen rein horizontalen Lage- bzw. Lagerungs-Nystagmus.)

Eine besondere Schwierigkeit besteht schließlich darin, daß die notwendigen Prüfungen in vollem Umfange in der Regel den Kranken nicht zumutbar sind, weil der wiederholte Schwindel außerordentlich stark belästigt. Dazu kommen noch schwindelbedingte Beobachtungsschwierigkeiten infolge der im Schwindelzustand verständlichen Neigung, die Augen fest, ja krampfhaft zu schließen.

Für die Forschung, die auf eine gründliche Befunderhebung und Formanalyse des Lage- und Lagerungs-Nystagmus nicht verzichten kann, sind die genannten Schwierigkeiten äußerst mißlich, so daß wir über eine genügend umfangreiche Bestandsaufnahme auf diesem Teilgebiet der Vestibularisstörungen leider noch nicht verfügen.

Hinsichtlich der pathologisch-anatomischen und pathologisch-physiologischen Grundlagen übersehen wir wohl verschiedene *Möglichkeiten*, die teilweise deduktiv aus der Physiologie des Vestibularapparates abgeleitet, teilweise aus klinischen Beobachtungen gefolgert wurden, die aber bisher nur in geringem Umfange morphologisch oder experimentell gesichert werden konnten. Diese Möglichkeiten wurden in dem eingangs erwähnten Symposion-Vortrag etwa folgendermaßen zusammengefaßt:

Pathologisch-anatomische Grundlagen

1. Hirntumoren, multiple Sklerose und andere Erkrankungen des Zentralnervensystems einschließlich der Lues.

2. Schädeltrauma mit und ohne Ohrbeteiligung. Traumatische und andere Erkrankungen der Halswirbelsäule.

3. Toxische Zell- und Gewebsveränderungen (Infektionen, Medikamente, Genußgifte, z. B. Alkohol) einschließlich allergischer Veränderungen, zentral und peripher.

4. Vasculäre Prozesse, insbesondere Arteriosklerose und Atheromatose. Insulte und morphologische Folgezustände von Durchblutungsstörungen einschließlich der hormonell (Klimakterium) und der durch Lues verursachten, zentral und peripher.

5. Sonstiges, z. B. Labyrinthhydrops, Otosklerose, Hirndruck, Aliquorrhoe bzw. Liquordefizit.

Pathologisch-physiologische Grundlagen

1. Destruktive oder toxische Enthemmung. Fehlverarbeitung peripherer Erregungen.
2. Schwerebedingte Verlagerung von Hirnsubstanz.
3. Schwerebedingte Durchblutungsänderungen:
   a) mechanisch, besonders bei vasculären Prozessen;
   b) reflektorisch-dyregulatorisch.
4. Schwerebedingte Einflüsse (Druck und Sog) des Liquor cerebrospinalis auf die Labyrinthe via Perilymphe.
5. Otolithenstörung bzw. Otolithenschäden.
6. Halswirbelbedingte Sympathicusirritation. Halswirbelbedingte Vertebraliskompression.
7. Halsreflektorische Fehlsteuerung.
8. Pathologische Lymphokinese infolge von Labyrinthbarrikaden.
9. Schwerebedingte Wirkungen endogener Labyrinth-Fremdkörper (perilymphatische Exsudate bei Labyrinthitis serosa, Blutstropfen nach Traumen).

Bei der Klärung des Einzelfalles stoßen wir jedoch, falls keine leicht diagnostizierbare Grundkrankheit vorliegt, auf vorläufig oft unüberwindliche Schwierigkeiten.

Das betrifft zunächst die Lokalisation der ursächlichen Schädigung, für die man folgende drei Regeln im Auge behalten muß:

1. Jeder Nystagmus *entsteht* zentral.
2. Nystagmus kann zentral oder peripher *verursacht* und zentral oder peripher *ausgelöst* werden.
3. Trotz peripherer Auslösung kann die *Ursache* zentral gelegen sein.

Bezüglich des Lage- und Lagerungs-Nystagmus haben sich die Auffassungen seit Bárányns ersten Beobachtungen und pathogenetischen Deutungen mehrfach gewandelt. Von der anfänglichen Deutung als peripherlabyrinthäres Otolithensymptom ist man über die Deutung als zentral verursachtes und zentral ausgelöstes Hirnsymptom heute wieder geneigter, der Peripherie zumindest als Auslösungsort die führende Rolle zuzuschreiben.

Ob allerdings die apodiktische Bemerkung Myginds: ,,Auf Lagereize zu antworten, ist die Aufgabe des Labyrinthes und nicht des Gehirnes", für den *Auslösungsort* des Lage- und Lagerungs-Nystagmus die Bedeutung eines Gesetzes hat, ist noch nicht entschieden, wenn auch vieles für eine solche Bedeutung spricht, wobei natürlich die Labyrinthe selbst völlig intakt sein können und nur eine zentral bedingte Fehlverarbeitung etwa normaler Otolithenerregungen vorliegen kann oder die zentral zum Kombinationseffekt erfolgende Verarbeitung der aus der Zusammenarbeit von Otolithen und Cupulae entstehenden Erregungen gestört ist.

Es würde hier zu weit führen, auf die wissenschaftliche Problematik des Lage- und Lagerungs-Nystagmus im einzelnen einzugehen. Es sei daher auf den eingangs erwähnten Tagungsbericht verwiesen. Hier sei für die Diagnostik nur betont, daß man sich bemühen muß, auf dem Wege der *Formanalyse des Nystagmus* einerseits und des *Eliminierens* andererseits zu einer Einengung der im Einzelfalle vorliegenden Möglichkeiten zu gelangen.

Dazu gehört beispielsweise das für die Gutachtenpraxis sehr wichtige Eliminieren des durch Medikamente (besonders Barbiturate) und Genußgifte (besonders Alkohol) hervorgerufenen toxischen Lage-Nystagmus. Zum Eliminieren gehört auch die Aussonderung solcher Fälle, in denen vertebrale Einflüsse und Halsreflexe bei der Entstehung des Lage- und Lagerungs-Nystagmus eine Rolle spielen, Einflüsse, die entsprechend den Situationen im täglichen Leben bei der Untersuchung zunächst bewußt nicht ausgeschaltet werden, die aber dann bei der diagnostischen Analyse des Einzelfalles durch Benutzung eines Spezial-Lagetisches, etwa desjenigen nach NYLÉN u. FROMM oder eines einfacheren Modells (Abb. 5), ausgeschaltet werden müssen. Der Grahesche Lagetisch genügt für diesen Zweck nicht.

Bei den nach Eliminierung geklärter Formen verbleibenden Fällen von typischem transitorischen Lagerungs-Nystagmus (mit Gegenläufigkeit beim Wiederaufrichten und damit als zugehörig zu den *richtungswechselnden* Nystagmus-Formen gekennzeichnet) dürfte es sich in erster Linie um Durchblutungsstörungen handeln, vielleicht auch gelegentlich um Druck- und Sogwirkungen des Liquor c. sp. auf die Labyrinthe wie beim Lagefistelsymptom, etwa bei asymmetrischer Durchgängigkeit der Labyrinth-Liquorverbindungen. Die Labyrinthe sind ja flüssigkeitsgefüllte starre Hohlräume, die mit den Elastizitäten der Labyrinthfenster versehen sind, und eine bei operativer Labyrintheröffnung durch reichlichen Liquorabfluß in Erscheinung tretende breite Kommunikation zwischen Subarachnoidal- und Perilymphraum ist in letzter Zeit beim Menschen mehrfach beobachtet worden.

Trotz der in diesen Fällen noch vorhandenen ätiologischen und pathogenetischen Unsicherheiten hat man jedoch die Gewißheit, daß der ohne ernste Grundkrankheit auftretende transitorische Lagerungs-Nystagmus ein harmloses und zum spontanen Verschwinden neigendes Symptom ist, das über den Typ DIX-HALLPIKE hinaus als „*benign* paroxysmal type" treffend gekennzeichnet ist.

Um nun aber trotz der vorhandenen Schwierigkeiten mit der gründlichen Erforschung der Ätiologie und Pathogenese des Lage- und Lagerungs-Nystagmus weiterzukommen, ist zunächst eine einheitliche Bestandsaufnahme in einer leicht übersehbaren Form der Darstellung erforderlich. Denn gerade bei dieser Vestibularisstörung ist im Hinblick auf die Vielfalt und Launenhaftigkeit der Symptomenbilder ein umfangreicher Überblick über eine sorgfältig und vollständig untersuchte und besonders in ihrem Verlauf sorgfältig beobachtete Kasuistik notwendig. Da der Provokations-Nystagmus im Vordergrund der Symptomatik steht, aber andererseits zu einem etwaigen Spontan-Nystagmus und anderem durch Lockerungsmaßnahmen provozierten Nystagmus in Beziehung gesetzt werden muß, muß die Beobachtung auf Spontan- und Provokations-Nystagmus und nötigenfalls seine zusätzliche Registrierung auch im Vordergrund einer gründlichen systematischen Untersuchung stehen.

Leider bestehen bezüglich der für wissenschaftliche Zwecke sehr erwünschten Registrierung für den vorliegenden Zweck erhebliche und teilweise, z. B. beim rotierenden Nystagmus, unüberwindliche Schwierigkeiten, so daß vorläufig die Registrierung nur als *zusätzliches* Verfahren zur direkten Beobachtung in Frage kommt, um deren systematischen Ausbau ich mich daher seit langer Zeit und in den letzten Jahren gemeinsam mit meinem Mitarbeiter STENGER unter besonderer Berücksichtigung des Lage und Lagerungs-Nystagmus zum Zwecke einer Bestandsaufnahme im notwendigen Umfange bemüht habe (vgl. Abschnitt VII).

V. Vestibularisstörungen anderer Art

Wenn man nach den genannten Gesichtspunkten die besprochenen wohlcharakterisierten drei Formen von Vestibularisstörungen und den Formenkreis Menière-artiger Krankheitsbilder ausgeschlossen hat, dann bleiben jetzt noch die zahlenmäßig am häufigsten auftretenden Vestibularisstörungen anderer Art übrig, über deren Pathogenese und Ätiologie wir leider auch wenig Sicheres wissen. Sie stellen das große Heer der geringintensiven Vestibularisstörungen mit sehr unterschiedlichen Schwindelerscheinungen dar. In der Regel besteht ein sich über längere Zeiträume erstreckender Dauerschwindel, der oft als periodisch und in seiner Stärke wechselnd angegeben wird und durch das Intensitäts-Zeitdiagramm der Abb. 2c charakterisiert werden kann.

Bei diesen Kranken werden in der Praxis nur selten Vestibularisprüfungen veranlaßt. Sie pflegen sich in hausärztlicher, internistischer oder neurologischer Behandlung zu befinden, und der angegebene Schwindel pflegt — wie bereits erwähnt — als Symptom der behandelten Kreislaufstörungen, einer allgemeinen vegetativen Dystonie, einer Versagensreaktion, einer Arteriosklerose oder des Klimakteriums und anderes mehr aufgefaßt, symptomatisch behandelt und wenig beachtet zu werden. Kommen solche Patienten, die über Schwindel klagen, zur Vestibularisuntersuchung, so lassen sich sehr häufig bei der systematischen Fahndung auf Spontan- und Provokations-Nystagmus eindeutig pathologische Vestibularisbefunde erheben und auch manche sonderbar klingende Schwindelschilderungen, die ohne Vestibularisuntersuchung gern als psychogen gedeutet werden, als Ausdruck einer organischen Vestibularisstörung erkennen. Eine Differenzierung der „Vestibularisstörungen anderer Art" in bestimmte Typen ist vorläufig nicht möglich.

VI. Schwindelanalyse

Es wurde bereits eingangs erwähnt, daß man sich im Gebiete der Vestibularisstörungen mit Hilfe der Schwindelanalyse, des Spontan- und

Provokations-Nystagmus und der Erregbarkeitsbefunde unter Berücksichtigung der Hörbefunde orientieren muß. Auf die Schwindelanalyse und auf die Nystagmus-Untersuchung sei in diesem und im folgenden Abschnitt in Ergänzung früherer Darlegungen noch kurz eingegangen.

In der Schwindelanalyse muß entgegen der noch vielfach verbreiteten Ansicht, daß der Vestibularisschwindel immer ein Drehschwindel sei,

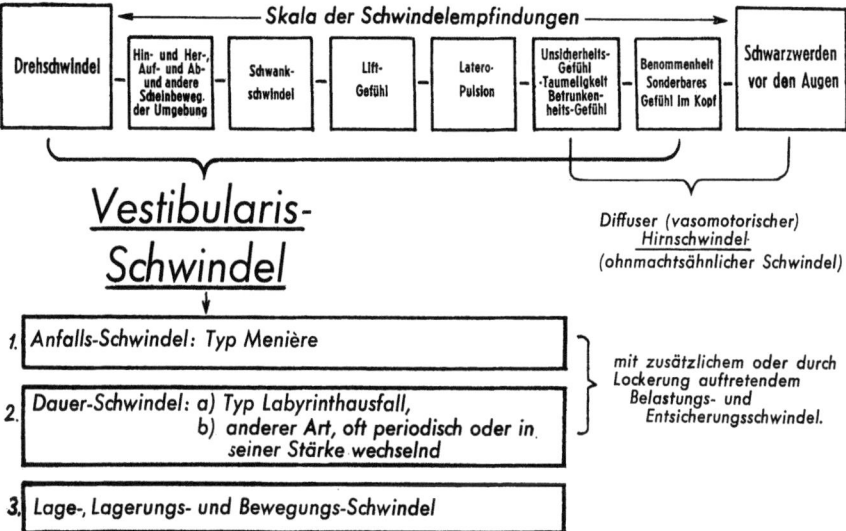

Abb. 3. *Schwindelschema*. Geringfügig erweitert und modifiziert gegenüber dem in „Spontan- und Provokations-Nystagmus usw." auf S. 10 abgebildeten Schema

eine ganze Skala von Schwindelempfindungen berücksichtigt werden, deren einer Eckpfeiler der Vestibularis-Drehschwindel, deren anderer Eckpfeiler der diffusse vasomotorische Hirnschwindel mit dem Schwarzwerden vor den Augen ist (Abb. 3).

Es treten zwar bei einem bis zur vollen Ohnmacht starken diffusen vasomotorischen Hirnschwindel Bewegungsempfindungen auch drehender Art — etwa schnell und schneller kreisende Lichterscheinungen — auf und mit schwerem Vestibularisschwindel können auch Bewußtseinstrübungen oder gelegentlich sogar ein kurzer Bewußtseinsverlust verbunden sein, da ja einerseits bei einer allgemeinen Hirnanämie mit Bewußtseinsverlust auch vestibuläre Regionen betroffen sind und andererseits ein massiver Vestibularisschwindel mit schweren Stößen ins Vegetativum und damit auch in die Hirnvasomotorik einhergehen kann. Dem Kundigen pflegen aber solche Vorkommnisse bei der Einreihung von Schwindelempfindungen in die eine oder die andere Gruppe keine ernsthaften Schwierigkeiten zu bereiten. Es erscheint jedoch nicht überflüssig, auf die Berücksichtigung der ganzen Skala verschiedenartiger

Schwindelempfindungen und ihrer fließenden Übergänge vom Vestibularisschwindel zum diffusen Hirnschwindel hier an Hand des erweiterten Schwindelschemas der Abb. 3 noch einmal hinzuweisen.

Die Grenzen zwischen Vestibularisschwindel und vestibulären Gleichgewichtsstörungen sind subjektiv oft verwaschen, so daß etwa Gangabweichungen (Lateropulsion), die man eigentlich als *Laterotraction* bezeichnen müßte, da der Kranke sich nach einer Seite hin*gezogen* fühlt, oder Taumeln als Schwindel angegeben zu werden pflegen und daher in die Skala der Schwindelempfindungen aufgenommen wurden.

Neben dem eigentlichen Drehschwindel kommen nun hin- und hersowie auf- und abgehende und gelegentlich auch noch andere Scheinbewegungen der Umgebung als charakteristische Empfindungen vor, bei deren Zustandekommen zusätzliche optische Einflüsse der im Nystagmus bewegten Augen eine Rolle spielen *können*, während in der Regel die Bewegungsempfindungen im Vestibularisschwindel unabhängig von den Augenbewegungen auftreten und einen Paralleleffekt zum Nystagmus darstellen.

Ferner gehören der Schwankschwindel, d.h. die Empfindung des sich bewegenden Fußbodens, also eine Scheinbewegung im Tastraum, daher auch Tastschwindel genannt, sowie das Liftgefühl und die Lateropulsion zum Vestibularisschwindel. Unsicherheitsgefühl, Taumeligkeit, Betrunkenheitsgefühl, Benommenheit, sonderbares Gefühl im Kopf sind weitere Sensationen, die bei objektivierbaren Vestibularisstörungen angegeben werden, die aber auch fließende Übergänge zum diffusen Hirnschwindel darstellen, wie er nicht nur vasomotorisch als ohnmachtsähnlicher Schwindel, sondern auch bei Erkrankungen im Kopfbereich beispielsweise bei Nasennebenhöhlen-Erkrankungen vorkommt, und wie er wohl auch rein psychogen bedingt sein kann.

Die weitere Analyse des Vestibularisschwindels erfordert eine Gliederung in verschiedene *Verlaufsformen*:

1. *Anfallsschwindel*, Typ Menière,
2. *Dauerschwindel*:
    a) Typ einseitiger Labyrinthausfall,
    b) anderer Art, oft periodisch und in seiner Stärke wechselnd,
3. *Lage-*, *Lagerungs-* und *Bewegungsschwindel*.

Zu 1 und 2 kann zusätzlicher oder durch Lockerung auftretender Belastungs- und Entsicherungsschwindel hinzutreten, beispielsweise durch Lagewechsel und Kopfbewegungen, im Dunkeln oder beim Betrachten bewegter Gegenstände.

Wenn es sich im letzteren Falle um vorbeifahrende Autos nach einem Autounfall handelt, wird irrigerweise leicht ein psychogener Schwindel diagnostiziert.

Lagewechsel und Kopfbewegungen können den Schwindel beim Vestibularisausfall und im Schwindelanfall der Menièreschen Krankheit so verstärken, daß die Kranken peinlich darauf bedacht sind, ihre Lage im Bett nicht zu ändern und den Kopf ruhig zu halten.

Es handelt sich zwar bei solchem zusätzlichen Belastungsschwindel auch um eine Art Lage- und Bewegungsschwindel, der aber im Gegensatz zu den eigentlichen ,,Vestibularisstörungen mit Lage- und Lagerungsschwindel" nach unseren Erfahrungen nicht von einem richtungswechselnden bzw. mit Gegenläufigkeit ablaufenden Lage- und Lagerungs-Nystagmus begleitet wird, sondern nur mit Intensitätsbeeinflussungen des richtungsbestimmten Vestibular-Ausfall-Nystagmus bzw. des richtungsbestimmten Nystagmus im Menière-Anfall einhergeht.

Aschan u. Stahle haben dagegen auch richtungswechselnden Lage-Nystagmus (Nyléns Typ I) bei Registrierungen während der Anfälle bei Morbus Meniéri gefunden.

Es läßt sich zwar aus ihrer Publikation nicht genau ersehen, innerhalb welchen Zeitraumes nach Anfallsbeginn die Registrierung erfolgte, und die Autoren scheinen auch eine von uns abweichende diagnostische Definition des Morbus Meniéri zu benutzen, denn sie erwähnen z. B. bei einem ihrer Kranken (Fall 957) eine mindestens 2 Wochen lang andauernde Attacke! Im Gegensatz zu unseren Beobachtungen, die sich im Anfall auf die Kurzuntersuchung (Abb. 7) beschränken, haben Aschan u. Stahle jedoch ihre Patienten — anscheinend auf dem motorisierten Lagetisch (nach Nylén-Fromm) — in Rückenlage Rechts- und Linkslage und Kopfhängelage registriert, so daß ihre Befunde umfassender sind und damit das Vorkommen von richtungswechselndem Lage-Nystagmus im Anfall des Morbus Meniéri mit dem ohne eigene Nachuntersuchungen notwendigen Vorbehalt anerkannt werden muß.

Im Intervallstadium des Morbus Meniéri (Abb. 19) und im *Spät*-befund eines einseitigen Vestibularisausfalles (Abb. 20) ist uns das Vorkommen von Lage- und Lagerungs-Nystagmus wohlbekannt, Befunde, die ebenso wie ein Lage-Nystagmus im Anfall des Morbus Meniéri in ihren Zusammenhängen mit den Innenohrveränderungen vorläufig noch ungeklärt sind.

Wie es sich im Initialstadium eines einseitigen plötzlichen Vestibularisausfalles mit dem Lage- und Lagerungs-Nystagmus verhält, entzieht sich bisher unserer Kenntnis, da eine in dieser Hinsicht verwertbare ärztliche Beobachtung des schnell vorübergehenden Anfangsstadiums in der Klinik nicht mehr möglich ist und außerhalb der Klinik nicht zu erfolgen pflegt. Es muß aber damit gerechnet werden, daß auch hier je nach der Art der ursächlichen Erkrankung neben dem Frühbefund eines Reiz-Nystagmus zur kranken Seite ein initialer Lage- und Lagerungs-Nystagmus vorhanden sein kann.

Durch das gelegentliche Auftreten von zusätzlichem Lage- und Lagerungs-Nystagmus bei Vestibularisstörungen, die an sich durch richtungsbestimmte Spontan-Nystagmen charakterisiert sind, entstehen gewisse Überschneidungen sowohl bezüglich der Nystagmusform als auch der Schwindelform. Es fällt jedoch in der Regel bei Berücksichtigung der dargelegten Charakteristika nicht schwer, diese Überschneidungen als solche zu erkennen und die einzelnen Bestandteile unter Heranziehung der Erregbarkeitsbefunde für die Diagnostik genügend voneinander zu trennen.

Erschwerend für eine solche Trennung wirkt sich jedoch ein übermäßig weiter Begriff des Lage-Nystagmus aus, wenn entweder richtungsbestimmte Lage-Nystagmen (NYLÉN Typ II), die — sofern es sich nicht um den sehr seltenen Ausnahmefall eines *massiven* richtungsbestimmten transitorischen Lage-Nystagmus handelt — gelockerte Spontan-Nystagmen darstellen, oder lagebedingte Intensitätseinflüsse (AUBRY Typ II) in den Lage-Nystagmus einbezogen werden.

Im Sinne des oben genannten Eliminierens zum Zwecke der Einengung der ätiologisch-pathogenetischen Möglichkeiten des Einzelfalles sollte man daher die Typen NYLÉN II und AUBRY II besser nicht zur Gruppe des Lage- und Lagerungs-Nystagmus rechnen.

Lage- und Lagerungs-Nystagmus sind — abgesehen von dem soeben genannten Ausnahmefall — richtungswechselnde Vorgänge, ersterer in Abhängigkeit von der eingenommenen Lage und letzterer durch seine Gegenläufigkeit nach dem schnellen Wiederaufrichten oder durch einen spontanen Richtungsumschlag des Nystagmus bei unveränderter Lage.

Eine ebenfalls nur scheinbare Schwierigkeit besteht in der Unterscheidung von Anfallsschwindel und Schwindelanfall. Man kann Schwindelanfälle haben, wie das durchaus verständlich auch von Kranken mit transitorischem Lagerungs-Nystagmus angegeben zu werden pflegt. Aber das ist etwas ganz anderes als ein *spontan in Anfällen* auftretender Schwindel, ein „*Anfallsschwindel Typ Menière*". Um Mißverständnissen vorzubeugen tut man, wie bereits im Abschnitt II erwähnt, gut daran, bei dem Begleitschwindel des Lagerungs-Nystagmus nicht von Schwindelanfällen, sondern von Lagerungsschwindel bzw. vestibulärem Moment- oder Sekundenschwindel zu sprechen.

VII. Zur Prüfung auf Lage- und Lagerungs-Nystagmus

Neben der Schwindelanalyse und der Erregbarkeitsprüfung, auf welch letztere hier nicht eingegangen werden soll, stellt nun die systematische Fahndung auf Spontan- und Provokations-Nystagmus die für die Praxis wichtigste und ergiebigste Untersuchungsmethode dar. Auf Grund der Erfahrungen mit dem heute viel häufiger als früher zur Beobachtung kommenden — früher aber vielleicht nur weniger beachteten — Lagerungs-Nystagmus haben wir das aus Grundschema, Lockerungsmaßnahmen und Lageprüfung zusammengesetzte „Gesamtschema" für die Nystagmusaufzeichnung zwar sehr ungern, aber notgedrungen

---

[1] Falls im Rahmen der Schnell-Überprüfung in der Sprechstunde die Lageprüfung nicht durch Umlagern von Kopf und Körper in die Seitenlagen, sondern nur durch Kopfstellungsänderungen im Sitzen vorgenommen wird, so ist neben dem Lageschema „Im Sitzen" zu vermerken.

Systematik, Klinik und Untersuchungsmethodik der Vestibularisstörungen

Nystagmusschema

Das Sechseckschema enthält fünf Felder zur Aufzeichnung des Nystagmus in den *zwanglosen* fünf Hauptblickrichtungen bei Beobachtung ohne Brille. (Endstellungsnystagmus ist gegebenenfalls neben das Schema zu zeichnen)

Die übrigen Rechtecke dienen der Aufzeichnung des jeweils bei Blick geradeaus unter der *Leuchtbrille im Dunkelzimmer* auftretenden Nystagmus

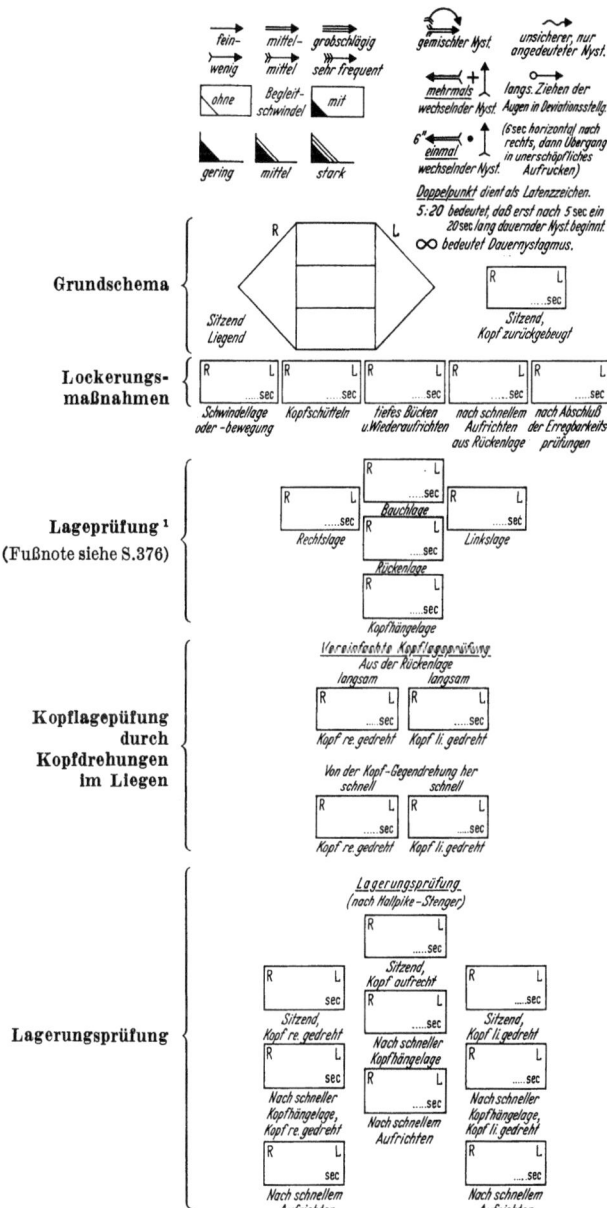

Abb. 4. *Erweitertes Gesamtschema für die Prüfungen auf Spontan- und Provokations-Nystagmus und deren Aufzeichnung*

durch die Lagerungsprüfung nach HALLPIKE-STENGER erweitern müssen (Abb. 4), wobei die Kopfhänge-Lagerung mit nach rechts oder nach links gedrehtem Kopf auf DIX u. HALLPIKE zurückgehen, während H. H. STENGER die Lagerungsprüfung in der Sagittalen als systematische Untersuchungsmethode benutzt hat und für die Charakterisierung des Lagerungs-Nystagmus die methodische Berücksichtigung der „Gegenläufigkeit" des Lagerungs-Nystagmus nach dem Wiederaufrichten betont und empfohlen hat. Das Auftreten von Nystagmen in solchen oder ähnlichen Untersuchungssituationen war zwar schon früheren Untersuchern, z. B. NYLÉN, bekannt. Aber die Zusammenstellung einer systematischen Lagerungsprüfung ergab sich auf Grund zunehmender Erfahrungen und vielleicht auch häufigeren Vorkommens von Lagerungs-Nystagmus erst später.

Einen systematischen Untersuchungsgang erweitern zu müssen, ist immer mißlich, denn es bedeutet vermehrte Belästigung für den Kranken und vermehrte Arbeit für den Arzt. Die Erweiterung des alten Nystagmus-Gesamtschemas hat sich uns aber als notwendig erwiesen und entgegen unserer Hoffnung, allein mit der Lagerungsprüfung in der Sagittalen auszukommen, hat sich herausgestellt, daß auch die Lagerungsprüfungen mit seitlich gedrehtem Kopf notwendig sind, um keine wesentlichen Befunde zu übersehen.

Andererseits haben wir aber gleichzeitig für die Praxis eine Erleichterung der Lage-Prüfung in Form der vereinfachten Kopflageprüfung durch Kopfdrehungen in das „Erweiterte Gesamtschema" aufgenommen.

Gleichzeitig wurden die Legenden durch Zeichen für den Begleitschwindel, für die Latenz und den Dauernystagmus sowie für den seine Richtung nur einmal wechselnden Nystagmus ergänzt.

Das Schema sieht also jetzt neben der einfachen Nystagmusprüfung ohne Brille in den fünf Hauptblickrichtungen 23 Untersuchungspositionen unter der Leuchtbrille im Dunkelraum vor. Das erscheint bedenklich umfangreich. Es mag aber demjenigen, der es verwendet, zum Troste dienen, daß BORRIES 1923 ein Untersuchungsprogramm von 97 Positionen vorgeschlagen hat! In der Tat gibt es Sonderfälle, in denen die im jetzigen erweiterten Gesamtschema zusammengestellten Untersuchungspositionen noch nicht ausreichen.

Zum Beispiel kann es wünschenswert sein, bei der Kopflageprüfung „im Sitzen" in jeder Position noch zusätzliche Kopf*drehuugen* vorzunehmen, um mit MORITZ die Wirbelsäuleneinflüsse oder — allgemeiner gesagt — die Halseinflüsse noch zu steigern. Zusätzliche Ergebnisse dieser und anderer Art können jedoch, nötigenfalls unter Verwendung von Rechtecken mit Nystagmussymbolen schnell neben die Schemata oder, den Notwendigkeiten des Einzelfalles angepaßt, auf ein Beiblatt handschriftlich notiert werden. In anderen Fällen sind zusätzliche Aufzeichnungen besonderer Art, wie beispielsweise diejenigen in Abb. 22 und 23, erforderlich.

Die vereinfachte Kopflage-Prüfung haben wir eingeführt, weil das Umlegen von Kopf und Körper in die Seitenlagen infolge der Häufung schwer beweglicher übergewichtiger Körper zunehmend mühsamer wurde und weil es doch keine volle Gewähr für die Ausschaltung von Halseinflüssen gab, die erst durch Benutzung eines Spezial-Lagetisches erreicht wird.

Wir hatten bei Durchsicht unserer Protokolle in Übereinstimmung mit CAWTHORNE festgestellt, daß die vereinfachte Kopflageprüfung, bei der die Patienten auf dem Rücken liegen bleiben, praktisch die gleichen Ergebnisse wie das Umlagern des ganzen Körpers hat, ja eher noch etwas ergiebiger ist.

Unter den 833 Fällen der Jahre 1957 und 1958 mit positivem Nystagmusbefund fanden sich nur zwei, in denen die Lageprüfung mit Umlegen des ganzen Körpers einen beide Male gering-intensiven Befund ergab, der durch die vereinfachte Kopflageprüfung nicht faßbar war. Dagegen waren mehrfach die Befunde bei der vereinfachten Kopflageprüfung deutlicher oder nur bei dieser Prüfung nachweisbar. Das spricht natürlich dafür, daß hier nicht nur die Lage, sondern Halseinflüsse eine Rolle gespielt haben. Über diese bereits erwähnten Halseinflüsse wissen wir leider noch recht wenig Sicheres. Es gibt vereinzelt Fanatiker der Vertebralgenese. Sie betrachten die Osteochondrose bezw. die aus dem Wortschatz der Chiropratiker übernommene „Gefügestörung" der Halswirbelsäule mit Auswirkungen via Halssympathicus auf das Labyrinth (oder die Vestibulariszentren?) als Hauptschuldigen bei allen möglichen Vestibularisstörungen. Es gibt Negativisten, die diese Zusammenhänge ganz ablehnen. Das Richtige dürfte auch hier in der Mitte liegen, wenn auch wohl etwas mehr auf der Seite der Negativisten. Da, wo durch Bewegungen des Kopfes gegen den Körper bzw. die dadurch geänderte Kopfstellung vestibulärer Schwindel und Nystagmus provoziert oder zum Verschwinden gebracht werden kann, während gleichartige Bewegungen bzw. Kopflagen bei fixierter Wirbelsäule diesen Effekt nicht haben, ist das Vorliegen von Hals- bzw. Halswirbelsäuleneinflüssen evident.

Es ist jedenfall ratsam, die Möglichkeit von Einflüssen der Halswirbelsäule und der heute etwas in Vergessenheit geratenen nystagmogenen Halsreflexe (Abb. 6) in der Untersuchungsmethodik auf Nystagmus zu berücksichtigen. Im erweiterten Gesamtschema geschieht das durch Kontrollpositionen, wie z. B. Kopfdrehungsstellung im Sitzen als Ausgangsstellung der Lagerungsprüfung gegenüber der gleichen Kopfdrehung in der vereinfachten Kopflageprüfung in Rückenlage. Im Falle eines vertebralen oder halsreflektorischen Nystagmus müßte beide Male Nystagmus nachweisbar sein, während im Falle eines lagebedingten Nystagmus nur nach der Kopfdrehung in Rückenlage Nystagmus auftreten dürfte. Leider scheint es hier jedoch auch Kombinationseffekte zu geben, indem Halseinflüsse vorwiegend in Rückenlage zur Auswirkung kommen, wie es etwa der von zwei verschiedenen Untersuchern übereinstimmend erhobene Befund der Abb. 17 zeigt, der allerdings zu den ausgesprochenen Seltenheiten gehört.

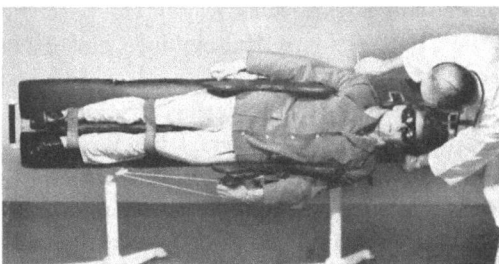

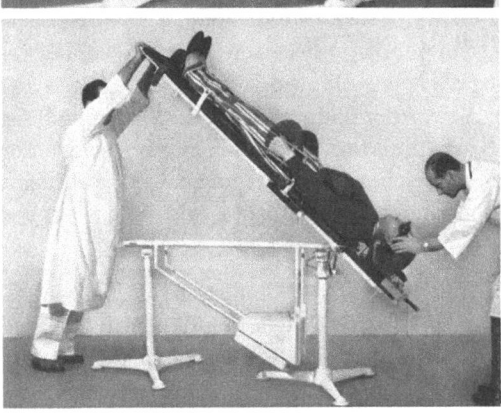

Abb. 5. *Einfacher Spezial-Lagetisch* zur Ausschaltung von Halseinflüssen. Provisorisches Arbeitsmodell des Verfassers

Der sicherste Weg, Halseinflüsse auszuschalten, ist der Gebrauch eines Spezial-Lagetisches (Abb. 5), der aber, gemessen an den Notwendigkeiten der durchschnittlichen Fachpraxis, einen übermäßigen Aufwand darstellt. Ein *übermäßiger Aufwand* wäre auch die regelmäßige Durchführung des vollständigen Untersuchungsprogrammes des erweiterten Gesamtschemas in der Fachpraxis. Es dient zunächst dem Forscher, dem es die Befunde in ausreichendem Umfange übersichtlich sammeln hilft. Es soll dem Arzt aber den Weg zeigen, auf dem man zu einem ausreichenden Gesamtbilde des Spontan- und Provokations-Nystagmus gelangen kann, so daß sich mit einem Blick die Besonderheiten des jeweiligen Vorganges erkennen lassen. Oft kann man sich für rein ärztliche Zwecke mit wenigen Untersuchungspositionen begnügen, wenn man sich erst einmal im Gebiet der Vestibularisstörungen auskennt.

Systematik, Klinik und Untersuchungsmethodik der Vestibularisstörungen 33

Das aber ist das für eine gezielte Untersuchung mit einem Minimum an Aufwand Wichtigste, daß man sich eben auskennt und dabei behilflich zu sein, ist einer der Zwecke dieser Arbeit.

Eine Einschränkung der in der Praxis verwendeten Untersuchungssituationen ergibt sich übrigens auch aus der notwendigen Rücksicht auf den Zustand der Kranken und aus dem jeweiligen Untersuchungsziel.

Beim bettlägerigen Kranken muß und kann man sich oft mit einer *Kurzuntersuchung* (Abb. 7) begnügen, zu deren

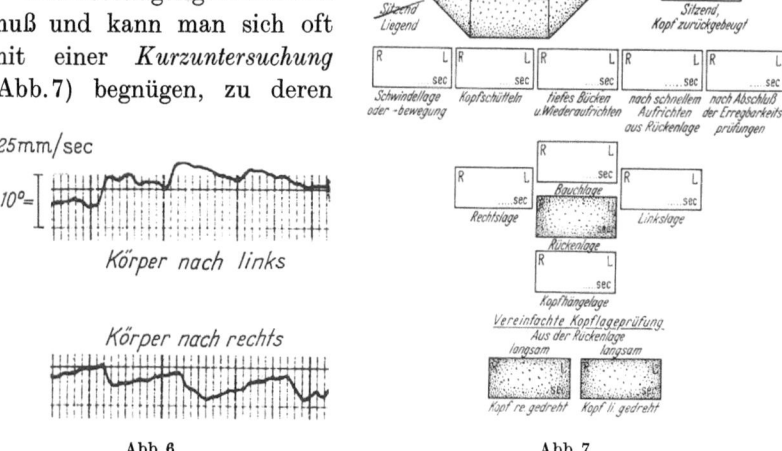

Abb. 6 Abb. 7

Abb. 6. *Elektro-Nystagmogramm eines halsreflektorischen Ruck-Nystagmus beim Dreh-Unerregbaren*[1]. Die Kurven zeigen den bei Körperdrehungen unter dem im Raum feststehenden Kopf auftretenden Hals-Nystagmus, der bei Linksdrehung des Körpers, also während eines der Rechtsdrehung des Kopfes entsprechenden Vorganges wie der vestibuläre Drehnystagmus nach rechts schlägt und eine Schlagfeldverlagerung nach rechts zeigt. Bei Rechtsdrehung des Körpers tritt Hals-Nystagmus nach links und Schlagfeldverlagerung nach links ein

Abb. 7. *Kurzuntersuchung des bettlägerigen Kranken* als Frühuntersuchung nach Schädelverletzungen, beim frischen einseitigen Vestibularisausfall, im Anfall bei Menièrescher Krankheit, nach Stapesplastiken usw. Untersucht wird nur gemäß den punktiert herausgehobenen Feldern

Durchführung eine Leuchtbrille mit Batteriehandgriff empfehlenswert ist (Abb. 8). Je nach der Schwere des Krankheitszustandes des Patienten kann man nötigenfalls die Kurzuntersuchung am Krankenbett, etwa durch die wichtigste Lockerungsmaßnahme des Kopfschüttelns oder das schnelle Aufrichten aus der Rückenlage, ergänzen.

Am Arbeitsplatz in der Klinik bzw. im Krankenhaus sowie am Sprechstundenplatz, an dem sich der Gebrauch einer mit Widerstand ans Netz angeschlossenen aufklappbaren Leuchtbrille empfiehlt, genügt oft, wenn es sich nur um eine schnelle „*Überprüfung im Sitzen*" handelt, das abgekürzte Verfahren gemäß Abb. 9.

---
[1] Vgl. Beitr. Anat. etc. Ohr.-Passow-Schaefer **28**, 305 (1930) und Z. Hals-, Nas.- u. Ohrenheilk. **21**, 177 (1928).

Am Krankenbett ist es nicht immer möglich, im Dunkeln zu beobachten, was in Kauf genommen werden kann, wenn es sich um die Feststellung massiver Nystagmusbefunde, etwa bei frisch Schädelverletzten, beim plötzlichen einseitigen Vestibularisausfall, im Anfall bei Menièrescher Krankheit, zur Überwachung nach Stapesplastiken und anderes mehr handelt. Es muß dann jedoch wie bei der Bartelsbrille oder bei der Monokelbeobachtung peinlichst darauf geachtet werden, daß keine Irrtümer durch einen optokinetischen Nystagmus entstehen, der *bei beleuchteter Umgebung* auch unter der Leuchtbrille besonders leicht auftreten kann; *es muß also jede noch so geringe Bewegung im Gesichtsfeld des Patienten vermieden werden!*

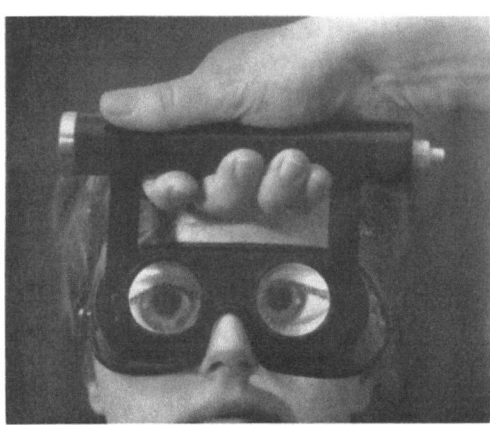

Abb. 8. *Leuchtbrille mit Batteriehandgriff*, ursprünglich für den Gebrauch bei der Ultraschall-Operation der Menièreschen Krankheit nach KREJCI-ARSLAN gebautes Sondermodell

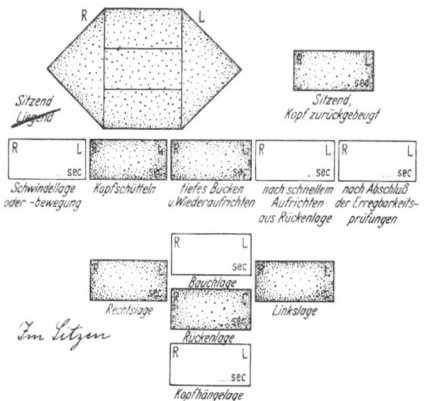

Abb. 9. *Schnell-Überprüfung im Sitzen* am Untersuchungsplatz. Zur Prüfung gemäß den punktiert herausgehobenen Feldern kommen nötigenfalls noch zusätzliche Kopfdrehungen nach MORITZ zur Prüfung auf Hals- bzw. Wirbelsäuleneinflüsse. Häufig in der Sprechstunde benötigte Elementarprüfung auf Spontan- und Provokations-Nystagmus, die das Vorhandensein einer mit kleinem Transformator an das Lichtnetz angeschalteten Leuchtbrille am Spiegelplatz wünschenswert macht, so daß im *verdunkelten* Untersuchungszimmer die Leuchtbrille mit einer Schalterbedienung schnell arbeitsbereit ist

Im übrigen sei hier noch einmal an eine der wichtigsten Regeln für die Beobachtung des vestibulären Rucknystagmus unter der Leuchtbrille erinnert:

Ein sicherer Nystagmus darf nur verzeichnet werden, wenn die regelmäßig wiederkehrenden langsamen Phasen eindeutig feststellbar sind. Alle anderen unsicheren oder nur angedeuteten Nystagmen müssen mit dem Schlangenlinienpfeil als unsicherer, ohne weiteres nicht verwertbarer Befund gekennzeichnet werden! Hier besteht für den Anfänger und wenig

Erfahrenen eine gefährliche Fehlerquelle, da im Gegensatz zu den fixierenden Augen im hellen Raum die von der Fixation ausgeschalteten Augen unter der Leuchtbrille häufig eine Augenunruhe, das physiologische „Blickflackern" zeigen, das auf keinen Fall mit einem pathologischen Nystagmus verwechselt werden darf, und zwar auch dann nicht, wenn schnelle Zuckungen fast nur nach einer Seite zu schlagen scheinen! *Maßgebend ist der Nachweis der im regelmäßigen Wechsel mit den entgegengesetzten schnellen Rucken auftretenden eindeutigen langsamen Phasen!*

Es muß hier auch noch auf eine weitere Fehlerquelle bei der Ausfüllung des Nsytagmusschemas hingewiesen werden, nämlich die in der Eile der Arbeit auch leider bei erfahrenen Untersuchern vorkommende Rechts-Linksverwechslung. Ein mißlicher Umstand, der einer solchen Verwechslung Vorschub leistet, besteht darin, daß die Rechts-Linksbezeichnungen im Nystagmusschema, die in der üblichen Weise auf den dem Arzt gegenüber befindlichen Kranken bezogen sind, für die Lage- und Lagerungsprüfungen regelmäßig ein Umdenken in den Rechts-Links sowie Auf-Abrichtungen erfordern, um die Schlagrichtung eines Nystagmus seitenrichtig einzutragen. Man muß sich bewußt und mit großer Sorgfalt vor dem irreführenden Einfluß geläufiger visueller Vorstellungen des dem Arzt gegenübersitzenden Kranken hüten, wenn man am Kopfende des liegenden Kranken die Augen beobachtet! Es ist leider nicht möglich, im Schema eine unterschiedliche Seitenbezeichnung einzuführen, ohne einen der Hauptzwecke des Schemas, die *Formanalyse* und die *„Erfassung des Nystagmus-Gesamtbefundes mit einem Blick"* zu gefährden.

VIII. Einige diagnostische Nystagmusregeln

Für die *Nystagmusvorgänge des Morbus Menièri* und des einseitigen Vestibularisausfalles lassen sich gewisse Regeln aufstellen:

1. Der Spontan-Nystagmus im Menière-Anfall schlägt überwiegend richtungsbestimmt horizontal-rotierend oder horizontal zur kranken Seite mit der Neigung zum Richtungsumschlag zur gesunden Seite während des weiteren Verlaufes des Anfalles. Der Richtungsumschlag kann schon $1/4$ Std nach Anfallsbeginn einsetzen, so daß nur die Beobachtung unmittelbar nach Anfallsbeginn maßgebend für die Richtungsbestimmung des Nystagmus ist.

2. Nystagmus gleicher Qualität zur gesunden Seite kommt als Erstnystagmus im Anfall vor, aber er ist selten.

3. Nystagmus ohne konstante Schlagrichtung, auch mit vertikalen und diagonalen Schlagrichtungen vermischt, kommt ebenfalls vor und zwar nach unseren eigenen Beobachtungen seltener als der Nystagmus zu 1. aber häufiger als der Nystagmus zu 2.

GÜNTHER, der unser Beobachtungsgut bearbeitet hat, fand zu 1. 16 Kranke mit 30 Anfällen, zu 2. zwei Kranke mit zwei Anfällen und zu 3. acht Kranke mit insgesamt 25 Anfällen.

Im Hinblick auf die kleine Zahl unserer sehr streng auf den *typischen* Morbus Menièri beschränkten Beobachtungen und auf die Tatsache, daß sich in der Gruppe des Nystagmus ohne konstante Schlagrichtung diejenigen Kranken finden, bei denen die häufigsten Anfälle gesehen werden konnten, muß damit gerechnet werden, daß sich der Verteilungsschlüssel der Güntherschen Aufstellung bei einer größeren Zahl von Beobachtungen — und bei der Erfassung großer Serien von Anfällen beim einzelnen — zugunsten der Gruppe ohne konstante Schlagrichtung ändert.

Für den *plötzlichen einseitigen Vestibularisausfall* gilt folgendes:

1. Abgesehen von einem kurzen Initialstadium tritt der typische anfangs horizontal-rotierende, später rein horizontale zur gesunden Seite schlagende Ausfalls-Dauernystagmus auf.

2. Im Falle einer Funktionsrückkehr kann es zu dem Auftreten eines stets gering-intensiven „Erholungsnystagmus" zur kranken Seite kommen, wobei der Kopfschüttel-Nystagmus noch zur gesunden Seite schlagen kann.

3. Bei nur partieller Funktionseinbuße mit einer bei Kalt-Heiß-prüfung noch nachweisbaren thermischen Erregbarkeit kommt es vor, daß diese Gesetzmäßigkeit nicht immer vorhanden ist. Es können atypische Nystagmusbilder in einem verlängerten Initialstadium auftreten.

Diesen Regeln läßt sich nun für den *Lage- und Lagerungs-Nystagmus* nichts Gleichwertiges gegenüberstellen, sondern lediglich die auf S. 13 angeführte Faustregel.

IX. Beispiele unter besonderer Berücksichtigung des Lage- und Lagerungsschwindels bzw. Nystagmus

Anknüpfend an das im Abschnitt VII Gesagte seien zwei eigene Beobachtungen bei zwei Ärzten vorausgeschickt, bei denen eine gezielte Kurzuntersuchung hinsichtlich des Lagerungs-Nystagmus in Verbindung mit einem altersmäßig normalem Hörvermögen und der charakteristischen Anamnese genügten, um die Wahrscheinlichkeitsdiagnose auf einen jener bei sonst organgesunden Menschen auftretenden vasculären, meist auch ohne Therapie wieder verschwindenden Lagerungs-Nystagmen zu stellen, so daß zunächst sogar zur Vermeidung der bei solchen Kranken damit oft verbundenen Belästigung auf die thermische Erregbarkeitsprüfung verzichtet wurde, die nach aller Erfahrung wahrscheinlich keine verwertbaren Abweichungen von der Norm ergeben hätte und bei der Kontrolluntersuchung ergab. In beiden Fällen verschwanden die Vestibularissymptome innerhalb weniger Wochen vollständig.

Fall 1. Dr. E. R. ♂ 64 J. Us.-Tag 7. 7. 1955. Gelegentlich nauseaartiges Gefühl mit Herzbeschwerden. Seit 10 Tagen Lageschwindel.

Befund siehe Abb. 10.

Die mehr aus wissenschaftlichem Interesse gründlich erhobenen Befunde am darauffolgenden bzw. am gleichen Tage ergaben für die klinische Diagnose keine weiteren Hinweise. Sie bestätigten lediglich, was bereits aus dem kurzen Nystagmusbefund vom 7. 7. 1955 in der Abb. 10 zu ersehen war, daß ein transitorischer Lagerungs-Nystagmus vo lag, obwohl eine Latenzzeit, wie im Untersuchungsprotokoll ausdrücklich vermerkt ist, nicht feststellbar war und obwohl eine typische Gegenläufigkeit, bei der nach dem schnellen Aufrichten aus der Rückenlage ein rotierender Nystagmus nach li. hätte eintreten müssen, nicht vorhanden war. Der Untersucher vom 8. 7. 1955 (Prof. STENGER) fand ebenfalls keine typische Gegenläufigkeit, sondern einen jetzt allerdings unter den Bedingungen der halben Rücklagerung

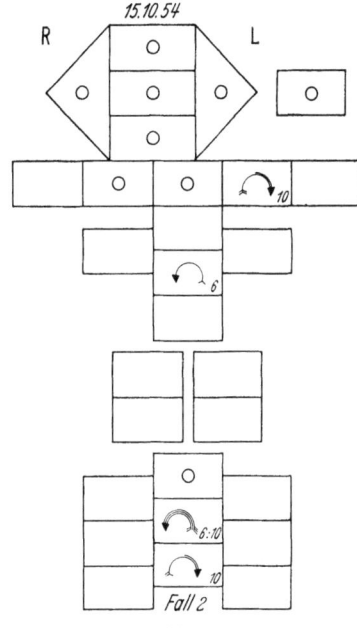

Abb. 10   Abb. 11

nach oben rechts schlagenden Vertikal-Nystagmus. Das sind die Launen des Lagerungs-Nystagmus, der aber trotzdem als solcher sofort erkennbar war. In den vorliegenden Befunden muß man freilich offenlassen, ob nicht einem von uns beiden in der Aufzeichnung der Schlagrichtung eine Verwechslung von oben mit unten unterlaufen ist (siehe S. 35), was besonders in dramatischen Situationen leicht geschehen kann, was jedoch für die klinische Deutung des vorliegenden Nystagmusbefundes ohne Bedeutung wäre.

Fall 2. Dr. W. H. ♂ 47 J. Us.-Tag 15. 10. 1954. Hat Moment-Drehschwindel bei Kopfrückneigung und Seitendrehung des Kopfes nach re. oder nach li., z. B. abends im Bett beim Greifen nach einem Buch aus einem rechts hinten oben befindlichen Bücherbrett.

Den Befund zeigt Abb. 11.

Ich würde zwar heute die Untersuchung unter Ausnutzung des klinischen Rüstzeuges mit der Prüfung auf dem Spezial-Lagetisch beginnen, aber auch ohne ihn wies der Befund nach dem aus der Rückenlage erfolgten schnellen Aufrichten, das üblicherweise mit handfester Unterstützung durch den Untersucher erfolgt, darauf hin, daß der transitorische Lagerungs-Nystagmus ohne Halswirbelsäulen- und Halsreflex-Einflüsse zustande gekommen ist.

Ebenso wie diese beiden Beispiele sind auch die folgenden aus den in der täglichen Praxis gewonnenen Befunden und nicht aus einer ad hoc durchgeführten Untersuchungsserie entnommen, allerdings unter Bevorzugung derjenigen, bei denen vollständige oder möglichst vollständige Befunde vorliegen.

Eine gewisse Unvollständigkeit der Eintragungen über fehlenden oder vorhandenen Begleitschwindel, über die etwaige Latenz und anderes mehr, die aber das Grundsätzliche nicht berühren, muß daher in Kauf genommen werden. Verschiedene Zeichen, wie die Schwindeldreiecke, das erst neuerdings benutzte Zeichen ∞ für den Dauer-Nystagmus und anderes mehr waren auch zur Zeit der Befunderhebung noch nicht immer üblich.

Die Befunde werden absichtlich in der Hauptsache unter methodologischen Gesichtspunkten interpretiert, nicht aber in ätiologischer und pathogenetischer Hinsicht. Letzteres läßt sich in befriedigender Weise nur an einer sehr großen Zahl von Beobachtungen mit genügenden Verlaufskontrollen durchführen, und ein solcher Versuch, so wünschenswert er auch gerade auf dem noch so problematischen Gebiete der Vestibularisstörungen mit Lage- und Lagerungsschwindel bzw. Nystagmus wäre, würde sich auch nicht annähernd in dem Rahmen dieser Abhandlung unterbringen lassen. Dagegen hoffe ich, daß die vorliegenden Ausführungen und Beispiele als Grundlage zukünftiger ätiologisch-pathogenetischer Interpretationen von Einzelfällen zur Sammlung einer einschlägigen Kasuistik dienlich sind.

Fall 3. M. R. ♀ 56 J. Seit $^1/_2$ Jahr Schwindel mit hin- und hergehenden Scheinbewegungen. Ohren, Hörbefund, thermische Erregbarkeit seitengleich o. B. (Abb. 12). Dieser Befund würde dem Typ DIX-HALLPIKE mit rotierendem transitorischen Nystagmus nur zum unten liegenden Ohr entsprechen. Dieser Typ ist aber keineswegs der häufigste Befund eines Lagerungs-Nystagmus. Ob dieser Typ wie DIX u. HALLPIKE meinen, stets durch einen Otolithenschaden des unten liegenden Ohres verursacht wird, ist vorläufig noch ungewiß.

Fall 4. C. W. ♂ 64 J. Us.-Tag 16. 3. 1960. Seit 3 Monaten im Zusammenhang mit Pyelitis Lageschwindel, allmählich abnehmend, der anfangs auch bei Rechts- und Links-Lagerung des Kopfes, jetzt aber nur noch nach Kopfbewegungen in der Sagittalebene auftritt (Abb. 13). Beispiel für einen reinen Sagittaltyp des Lagerungs-Nystagmus.

Fall 5. M. P. ♀ 24 J. Us.-Tag 24. 6. 1958. Vor einigen Wochen Angina mit Pyelitis, danach Lageschwindel. (Abb. 14). Beispiel für den seltenen Fall eines rein richtungsbestimmten transitorischen Lage- und Lagerungs-Nystagmus. Gleichzeitig ein Beispiel für die kurze Bestandsdauer solcher Symptome (Zeitfaktor 4, S. 11), oder deren Launenhaftigkeit (S. 20), denn am Aufnahmetage in die Klinik zwecks Tonsillektomie, 2 Tage später am 26. 6. 1958 war kein Lagerungs-Nystagmus mehr nachweisbar!

Fall 6. L. A. ♀ 45 J. Us.-Tag 6. 6. 1957. Seit 5 Jahren Lageschwindel. Ohren, Hörbefunde und thermische Erregbarkeit seitengleich o. B. (Abb. 15). Beispiel für

Systematik, Klinik und Untersuchungsmethodik der Vestibularisstörungen 39

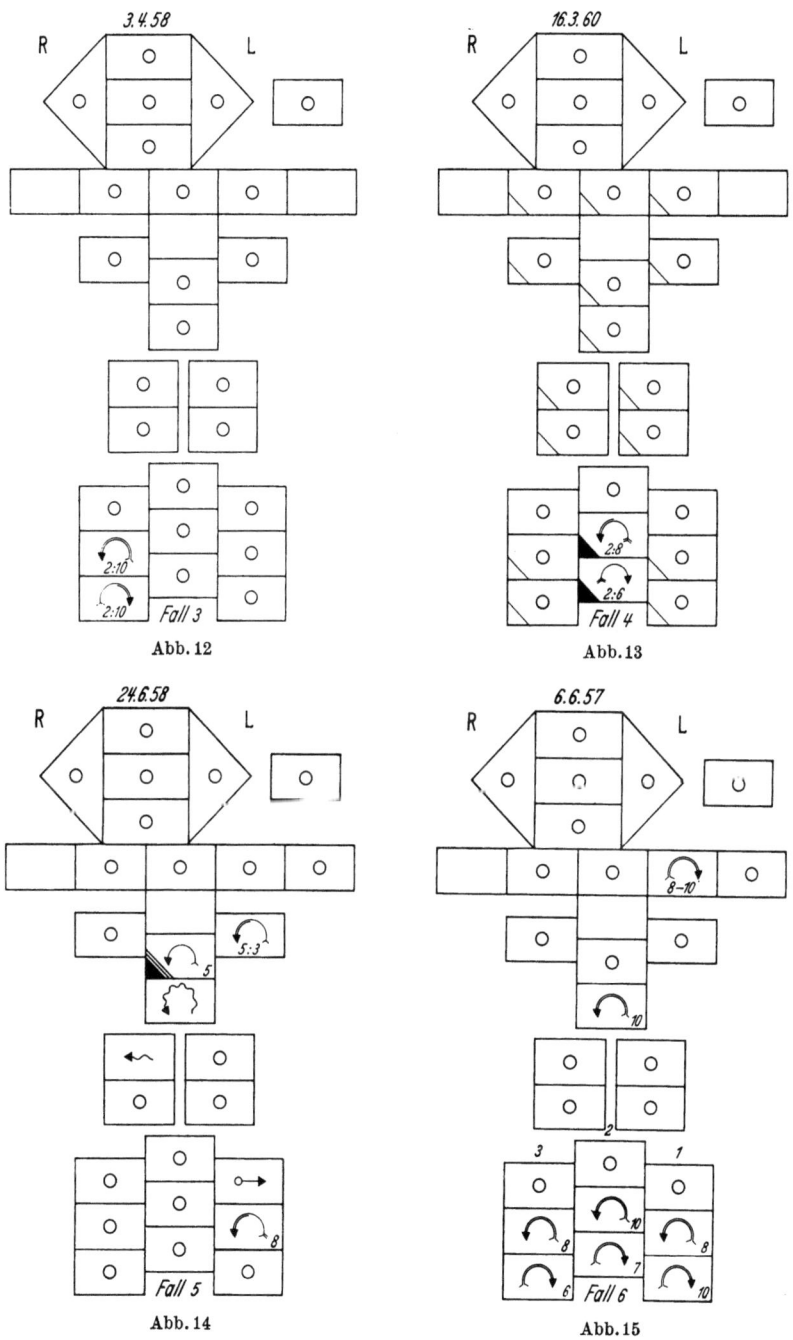

Abb. 12   Abb. 13

Abb. 14   Abb. 15

die im Gegensatz zum Typ DIX-HALLPIKE vorkommende Form eines sowohl nach Lagerung mit rechtsgedrehtem als auch mit linksgedrehtem Kopf als auch in der

Sagittallagerung in stets gleicher Richtung schlagenden transitorischen Lagerungs-Nystagmus mit Gegenläufigkeit (Typ STENGER) (siehe S. 12) von langer Bestandsdauer.

Fall 7. K. D. ♀ 48 J. Us.-Tag 10. 3. 1958. Vor 8 Monaten Schädeltrauma. Ohren, Hörbefund, thermische Erregbarkeit seitengleich o. B. (Abb. 16).

Wiederum ein im Gegensatz zu dem Typ DIX-HALLPIKE stehender Befund von Lagerungs-Nystagmus mit richtungswechselnder Schlagrichtung und Gegenläufigkeit.

Fall 8. B. K. ♂ 50 J. Us.-Tag 31. 1. 1958. $2^1/_2$ Monate nach Schädeltrauma (Abb. 17).

Ungewöhnlicher Befund, jedoch in einer sofort anschließenden Kontrolluntersuchung (Prof. STENGER) bestätigt (vgl. S. 31 und 32).

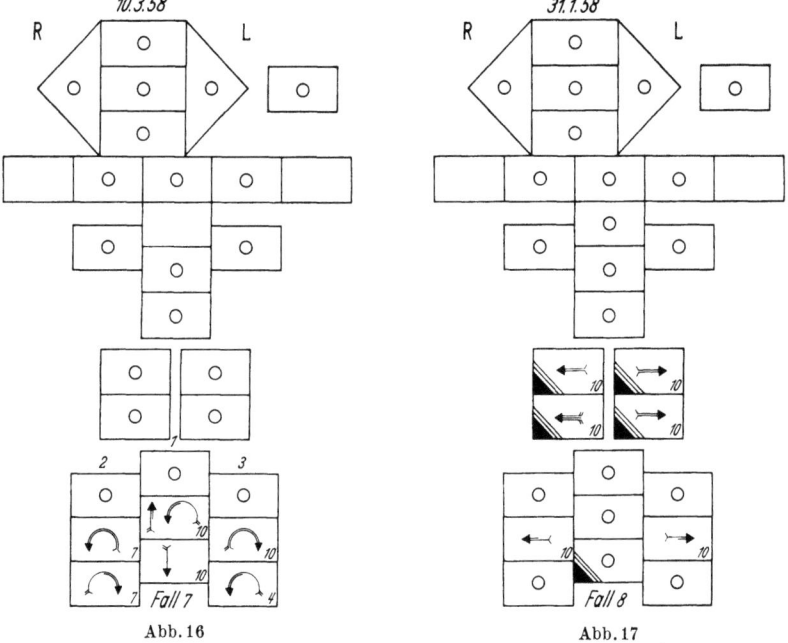

Abb. 16   Abb. 17

Fall 9. O. F. ♂ 32 J. Us.-Tag 24. 6. 1958. Schädel-Hirntrauma mit suboccipitaler Blutung am 30. 11. 1957. Schwindelerscheinungen besonders morgens nach dem Aufstehen. Im re. Gehörgang hinten oben eine Knochenstufe als Folge einer Gehörgangsfraktur. Ohren sonst o. B. Praktisch normales Hörvermögen. Thermisch seitengleich erregbar (Abb. 18).

Ein Befund, der zum Typ DIX-HALLPIKE eines Lagerungs-Nystagmus gehören *könnte*, da die Lagerungsprüfung in der Sagittalebene nicht zu der Untersuchungsmethodik dieser Autoren gehört.

Fall 10. G. W. ♂ 43 J. Us.-Tag 24. 3. 1959. Morbus Menièri li. seit 1 Jahr. Intervallbefund (Abb. 19).

Dieser und der folgende Befund des Falles 11 illustrieren das Vorkommen vor Lagerungs-Nystagmus als Teilerscheinung des Morbus Menièri im Intervall und im Spätbefund eines einseitigen Vestibularisausfalles.

Fall 11. M. W. ♀ 48 J. Us.-Tag 26. 2. 1959. Isolierter Vestibularisausfall re. 1957. Spätbefund mit Lagerungs-Nystagmus bei teilweise rückgekehrter thermischer Erregbarkeit re. ohne Nystagmusumschlag durch Erholungs-Nystagmus (Abb. 20).

Systematik, Klinik und Untersuchungsmethodik der Vestibularisstörungen   41

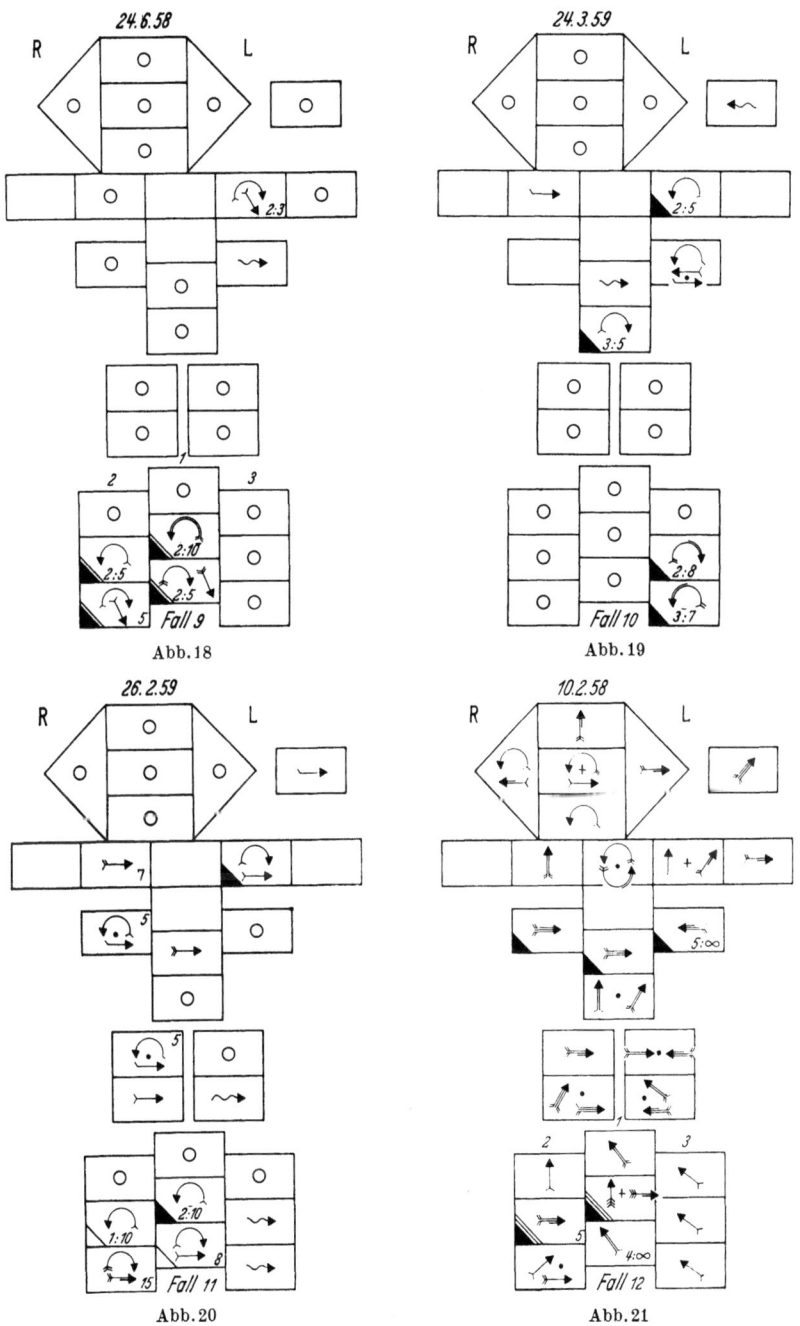

Fall 12. E. H. ♂ 31 J. Us.-Tag 10. 2. 1958. Alte Hirnstamm-Encephalitis. Lageschwindel nach plötzlichem Lagewechsel. Ohren, Hörbefund, thermische Erregbarkeit seitengleich o. B. (Abb. 21).

Beispiel für das bunte Bild eines Hirnstamm-Nystagmus mit richtungswechselndem Lage-Dauernystagmus, aber auch Vorgängen nach Art eines transitorischen rein horizontalen Lagerungs-Nystagmus nach Lagerung mit rechts gedrehtem Kopf, jedoch ohne Gegenläufigkeit. Wahrscheinlich auch Kombination zentral vestibulärer und zentral oculärer Nystagmen.

Fall 13. E. E. ♀ 65 J. Us.-Tag 19. 10. 1960. Während einer Moorbadekur wegen Kniegelenksarthrose, die Pat. bereits zum siebenten Male alle 2 Jahre im gleichen Kurort ohne Nebenerscheinungen durchgeführt hat, plötzlicher schwerer Lage-Drehschwindel mit Übelkeit morgens bei einer Linksdrehung des Kopfes im Bett, um auf die Uhr zu sehen. Die Pat. stand vorsichtig auf und ließ sich eine Tasse Kaffee geben; danach probierte sie der Wissenschaft halber noch die Kopfdrehung nach re. aus der Rückenlage mit dem gleichen Ergebnis eines LageDrehschwindels mit Übelkeit.

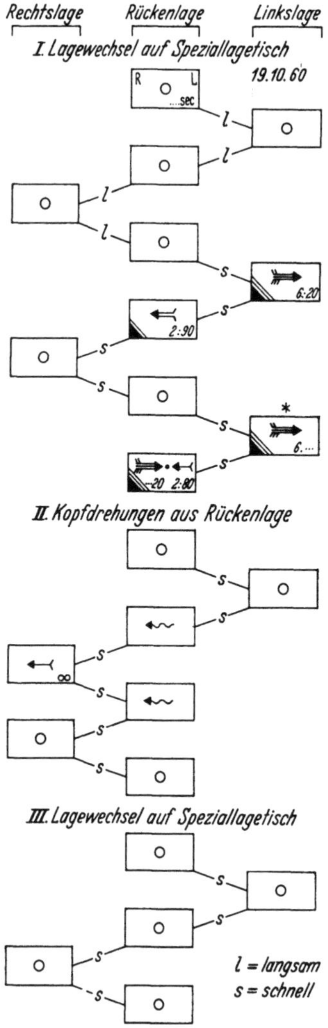

Abb. 22

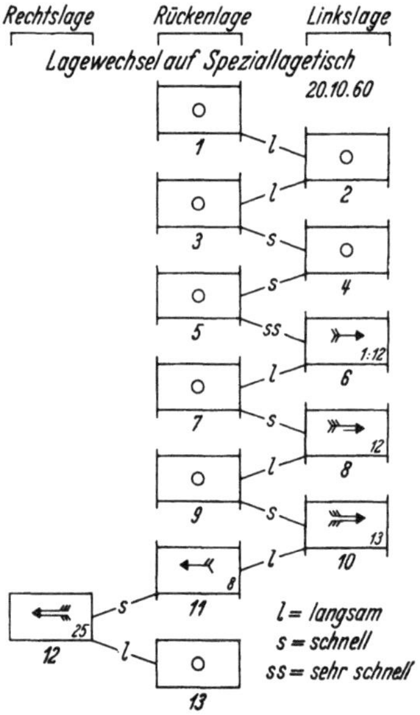

Abb. 23

Abb. 22. *Lage- und Lagerungsprüfung im Fall 13.* *Von der Linkslage wird sofort nach Auftreten des mit einer Latenz von 6 sec einsetzenden groben horizontalen Nystagmus nach links in die Rückenlage zurückgegangen, in der der Nystagmus wider Erwarten nicht sofort aufhört und in seiner Richtung umschlägt, sondern genau so lange (wie bei der vorangegangenen Prüfung in bleibender Linkslage) jetzt in der Rückenlage weiterschlägt, um dann durch einen spontan aufgetretenen Horizontal-Nystagmus entgegengesetzter Richtung mit 2 sec Latenz und längerer Dauer, aber von wesentlich schwächerer Intensität abgelöst zu werden

Abb. 23. Lage- und Lagerungsprüfung bei der gleichen Patientin der Abb. 22 (Fall 13), in den Feldern 1—11 bei Beobachtung ohne Brille zum Zwecke der Filmaufnahme. In den Feldern 12 und 13 anschließend unter Leuchtbrillenbeobachtung im Dunkelraum

Systematik, Klinik und Untersuchungsmethodik der Vestibularisstörungen 43

Diese Beobachtung sei als Beispiel für verschiedenerlei angeführt:
1. für die Launenhaftigkeit des Lagerungs-Nystagmus,
2. für das Vorkommen rein horizontaler Schlagrichtungen bei grobem Lagerungs-Nystagmus und
3. für das den subjektiven Schilderungen entsprechende Auftreten solcher grober transitorischer Lagerungs-Nystagmen nach einfacher Seitenlagerung,

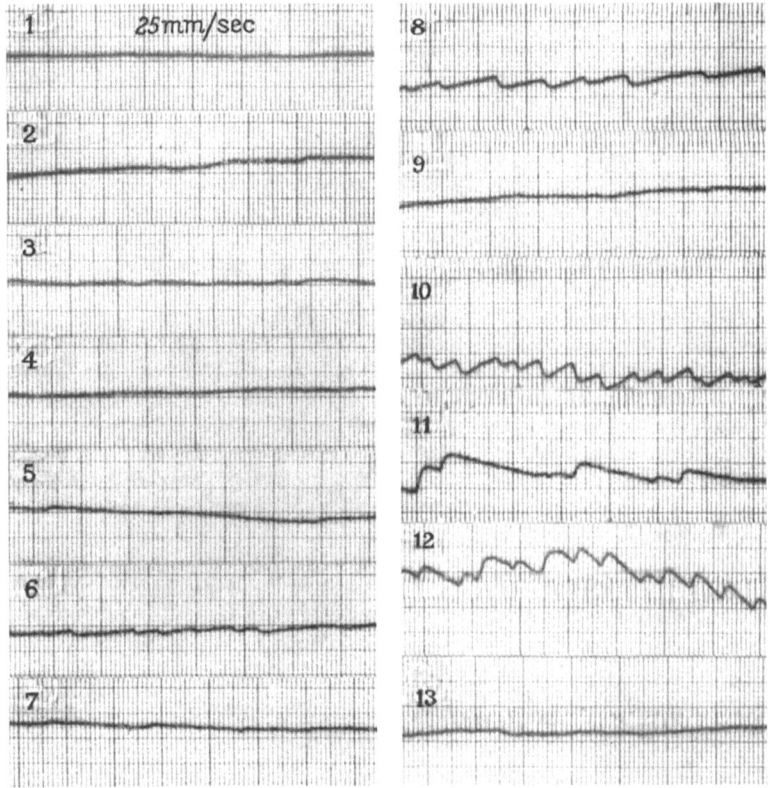

Abb. 24. Ausschnitte aus den gleichzeitig mit den Beobachtungen der Abb. 23 gewonnenen elektronystagmographischen Kurven. Die Nummern der Kurvenausschnitte entsprechen den numerierten Positionen der Abb. 23 (Fall 13). Nach oben *Rechts-*, nach unten *Links*-Bewegung der Augen

4. für die Abhängigkeit des Auftretens vom Tempo der Lagerung und
5. für die Notwendigkeit, zusätzliche Aufzeichnungen selbst noch zum erweiterten Gesamtschema heranzuziehen, im vorliegenden Falle in einer Form, wie sie MIEHLKE zur Darstellung eines Lagerungs-Nystagmus veröffentlicht hat, der übrigens ebenfalls die Launenhaftigkeit des Symptoms gut erkennen läßt.

Die sehr liebenswürdige Pat., eine Schulleiterin mit viel Verständnis für das Didaktische, willigte ein, sich am darauffolgenden Tage zum Zwecke einer Filmaufnahme nochmals untersuchen zu lassen. Bei dieser Gelegenheit ließ sich leider der am Vortage bei Linkslagerung vorhandene sehr massive horizontale, aber eben launische Lagerungs-Nystagmus nicht mehr im gleichen Maße erreichen, so daß sich die auf die Linkslagerung eingestellte Filmdarstellung mit einem wesentlich schwächeren transitorischen Nystagmus ohne die am Vortage sehr deutliche 6 sec dauernde Latenz begnügen mußte (Abb. 22 und 23). Wir haben gleichzeitig mit der Filmaufnahme elektronystagmographisch abgeleitet, wie das in der Abb. 24 wiedergegeben ist. Man sieht, daß an diesem Tage im Gegensatz zum Vortage Lagerungs-Nystagmus auch nach Rechtslagerung und hier sogar, allerdings unter der Leuchtbrille, stärker auftrat.

Bei der Erstuntersuchung konnte ich noch etwas mir in dieser Deutlichkeit bisher Unbekanntes beobachten, nämlich das Folgende:

Als ich die mittelschnelle Linkslagerung wiederholte, um die Reproduzierbarkeit zu prüfen, habe ich, als nach 6 sec der grobe Links-Nystagmus mit starkem Schwindelgefühl erneut auftrat, die Pat. auf dem Spezial-Lagetisch sofort in die Rückenlage zurückgedreht, um den Schwindel zu coupieren. Aber zu meiner Überraschung erfolgte keine Coupierung, sondern der horizontale Links-Nystagmus schlug zunächst grob weiter, um dann erst ebenso abzuklingen, als wenn die Pat. in der Linkslage verblieben wäre. Außerdem setzte nach seinem Abklingen in unverändert beibehaltener Rückenlage — also ohne den Rücklagerungsreiz! — nach etwa 2 sec der gegenläufige Nystagmus, etwas schwächer als nach der beim ersten Durchgang durchgeführten Rücklagerung in Rückenlage, aber mit etwa der gleichen hohen Dauer ein.

Diese Beobachtung läßt — wenigstens im vorliegenden Falle — an den Ablauf eines Anstoßvorganges denken, dessen zukünftige Berücksichtigung für die Erforschung der Pathogenese von Bedeutung sein könnte. Vielleicht gibt es transitorische *Lage*-Nystagmen, die als Anstoßvorgang durch den *Zustand* der Lage ausgelöst werden können? Aber solche Vielleicht-Erwägungen bewegen sich vorläufig noch im durchaus Fragwürdigen. In methodischer Hinsicht hat diese Beobachtung in mir den Wunsch nach einem motorischem Antrieb des Kopf und Körper fest fixierenden *stabilen* Spezial-Lagetisches in mehreren, mindestens drei verschiedenen Geschwindigkeiten erweckt.

Die nun als letztes Beispiel folgende, etwas ausführlichere Krankengeschichte aus einem Gutachten soll zunächst die Bedeutung der *Schwindelanalyse* in einer diagnostisch schwierigen Situation zeigen, in der keine früheren Nystagmus- und Erregbarkeitsbefunde erhältlich waren.

Ferner soll sie auf die Wichtigkeit der Lage- bzw. Lagerungsprüfung unter strenger *Ausschaltung von Halseinflüssen* hinweisen, um im Einzelfalle zwischen nicht-vertebralen und den heutigentags besonders gern angeschuldigten vertebralen Ursachen unterscheiden zu können.

Die Krankengeschichte bestätigt schließlich das auf S. 6 zur *Therapie* Gesagte: Die bei der Patientin im Juli 1960 plötzlich aufgetretene isolierte Vestibularisstörung mit Dauerschwindel „Typ Labyrinthausfall" wurde als Menièresche Krankheit mit Stellatumblockaden, Rovigon, Bellergal, Ronicol und M 2 Woelm-Injektionen „erfolgreich" behandelt.

Fall 14. I. L. ♀ 30 J. Us.-Tag 24.—26. 1. 1961. Schwerer Unfall am 21. 12. 1957. Schädelfraktur mit bleibender Knochenfurche der hint. ob. Gehörgangswand re. Commotio cerebri „ohne" — nach neurologischem Urteil — „substantielle Hirnschädigung im Sinne einer Hirnquetschung". Vom gleichen Neurologen als konstitutionell psychastenische hyperaesthetische Pat. beurteilt, die schon vor dem Unfall unter hyperthyreotischen und anderen vegetativen Störungen zu leiden hatte. „Es besteht nicht der geringste Hinweis auf eine Affektincontinenz; ebenso ist ihr Benehmen während der Sprechstunde durchaus situationsgerecht. Keinerlei Anhalt für bewußte Aggravation oder Simulation" (September 1958).

In der Tat handelt es sich um eine ungewöhnlich klar und präzise angebende Pat., deren Audiogramme bis auf einen geringen Hörverlust re. in den höchsten Frequenzen normal sind und deren Elektronystagmogramm nach Dreherregung (Beschleunigung von $3°/sec^2$ bis zur Drehgeschwindigkeit von $90°/sec$ und Stop bzw. Verzögerung von $3°/sec^2$ nach 3 min konstanter Geschwindigkeit von $90°/sec$) abgesehen von einem nicht ganz konstanten Überwiegen des Rechtsnystagmus neben Andeutungen eines spontanen Rechtsnystagmus geringster Intensität unter geschlossenen Augen keine Erregbarkeitsdifferenz zwischen re. und li. Labyrinth und eine gute Erregbarkeit ergibt. Die wegen der nur sehr zart vernarbten Gehörgangsfraktur mit Luftgebläse durchgeführte thermische Prüfung ergibt Erregbarkeit beider Vestibularapparate, re. vielleicht etwas schwächer. Als Schwindelschilderung gibt die Pat. folgendes an:

„Ich habe bei Wiedererlangung des Bewußtseins nach dem Unfall sofort bemerkt, daß Drehschwindel beim Liegen des Kopfes auf der re. Seite auftrat, der sofort verschwand, wenn ich den Kopf nach li. drehte. Wie lange der Schwindel angehalten hätte, wenn ich den Kopf in der re. Seitenlage belassen hätte, habe ich nicht ausprobiert. Dieser Schwindel ist ständig vorhanden geblieben, aber er ist im Laufe der Zeit immer schwächer geworden, so daß er bis zum Juli 1960 unwesentlich geworden war.

Am 2. 7. 1960 trat ohne erkennbaren Grund, als ich abends nach dem Abendessen ruhig zu Hause saß und ein Buch las, heftiger Drehschwindel auf mit Erbrechen, dessen Auftreten unabhängig von irgendwelchen Bewegungsvorgängen oder sonstigen Einflüssen war. Ich ging sofort zu Bett, aber auch in der Bettruhe hielt der Drehschwindel ständig an, und ich mußte auch am Sonntag, den 3. 7. 1960, mehrfach erbrechen. Am Montag, dem 4. 7. 1960, wurde ich in das Krankenhaus aufgenommen, wo der Drehschwindel noch etwa 3—4 Tage stark anhielt und anschließend allmählich abklang, so daß ich nach etwa 10 Tagen nach der Krankenhausaufnahme fast schwindelfrei war. Anschließend trat der Drehschwindel bei Rechtslage des Kopfes wieder stärker auf. Er hat sich dann allmählich wieder bis auf einen unwesentlichen Rest verloren. Ich bemerke aber auch heute noch gelegentlich bei Rechtslage des Kopfes sowie nach schnellen Kopfdrehungen geringen Schwindel, der mich aber nicht nennenswert belästigt.

Im Nacken re. oben besteht eine Stelle, von der aus sowohl bei Druck als auch beim Liegen gerade auf dieser Stelle bei etwas zurückgebeugtem Kopf ein komisches Gefühl auftritt, als wollte ein Drehschwindel beginnen."

Trotz der lückenhaften und wenig ergiebigen ärztlichen Aufzeichnungen in den Akten, in denen der frische Schwindelzustand im Juli 1960 als Menièresche Krankheit bezeichnet wird und gleichzeitig eine traumatische cervicale Innenohrfunktionsstörung diagnostiziert wird, weil „das Auftreten anfallsartiger Schwindelerscheinungen mit Nystagmus beim Einnehmen bestimmter Kopfstellungen auf eine mögliche cervicale Ursache" hinweisen und nach „Erholung von dem schweren akuten Menière-Zustande" vom Röntgenologen „fixierte Wirbelverschiebungen" festgestellt wurden und chiropraktische Manipulationen an der Halswirbelsäule ein sofortiges Nachlassen der Schwindelerscheinungen, zunächst vorübergehend, zur Folge hatten, lassen sich auf Grund der sehr guten Angaben der Pat. die Vestibularisstörungen folgendermaßen rekonstruieren: Im Anschluß an eine schwere Schädelverletzung trat Lage- bzw. Lagerungsschwindel bei Rechtslage des Kopfes auf, der im Laufe der Zeit bis auf unwesentliche Reste verschwand. Ohne erkennbare Ursache trat am 2. Juli 1960 plötzlich ein schwerer Vestibularisschwindel mit Erbrechen auf, der nach Art des gesetzmäßig abklingenden Dauerschwindels „Typ Labyrinthausfall" ablief. Im Zusammenhang mit ihm trat der posttraumatische Lage- bzw. Lagerungsschwindel vorübergehend verstärkt auf.

Die Untersuchung im Januar 1961 ergab nun einen eindeutig pathologischen rotierenden Lagerungs-Nystagmus, von einem „komischen Gefühl" begleitet, der in gleicher Art auch bei der Kopftieflagerung auf dem Speziallagetisch, *also ohne jeden Halseinfluß* auftrat und daher nicht als vertebral oder cervical bedingt angesehen werden kann. Er muß als Unfallfolge entweder auf einen traumatischen

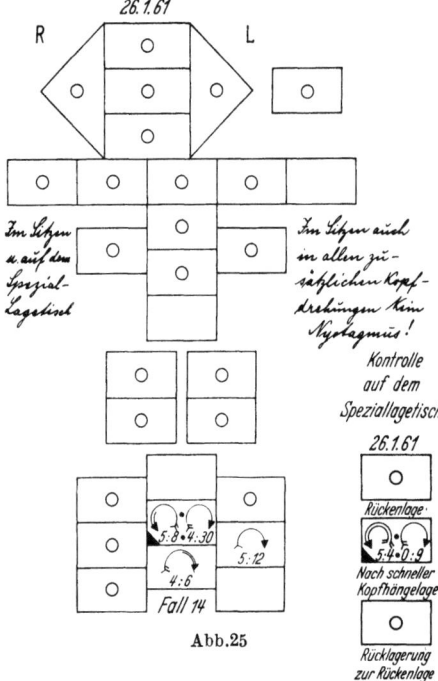

Abb.25

Innenohrschaden oder eine — auch ohne substantielle Hirnschädigung mögliche — postcommotionelle zentral-vegetative Störung, die, etwa auf dem Wege über die Vasomotorik zu einer Fehlverarbeitung von Lage- bzw. Lagerungsreizen führt, jedenfalls auf die Schädelverletzung selbst und nicht auf die Halswirbelsäule zurückgeführt werden (Abb. 25).

Der im Juli 1960 ganz akut aufgetretene schwere Dauerschwindel vom Typ „Labyrinthausfall" muß dagegen als eine von dem traumatischen Lagerungsschwindel abgrenzbare Vestibularisstörung gedeutet werden, die $2^{1}/_{2}$ Jahre nach dem Unfall auftrat und deren Zusammenhang mit dem Unfall durchaus zweifelhaft ist. Allenfalls kommt ein mittelbarer Zusammenhang über eine traumatisch gestörte Vasomotorik etwa bei einem plötzlichen einseitigen Vestibularisausfall vasculärer Genese in Frage.

Literatur

Aschan, G., u. I. Stahle: Nystagmus in Menière's Disease during attacks. Acta oto-laryng. (Stockh.) **47**, 189 (1957).

Aubry, M., P. Pialoux et J. Bouchet: Le nystagmus de position en Oto-Neurologie. Ann. Oto-laryng. (Paris) **71**, 531 (1954).

CAWTHORNE, T., and A. B. HEWLETT: Menière's disease. Proc. roy. Soc. Med. **47**, 663 (1954).
CAWTHORNE, T.: Positional Nystagmus Ann. Otol. (St. Louis) **63**, 481 (1954).
DIX, M. R., and C. S. HALLPIKE: The Pathology, Symptomatology and Diagnosis of certain common disorders of the Vestibular System. Proc. roy. Soc. Med. **45**, 341 (1952).
FREMEL, F.: Ein Tumor der Medulla oblongata unter dem Bilde einer Meniéreschen Erkrankung. Z. Hals-, Nas.- u. Ohrenheilk. **29**, 207 (1931).
FRENZEL, H.: Spontan- und Provokations-Nystagmus usw. Berlin, Göttingen, Heidelberg: Springer 1955.
FRENZEL, H.: Pragmatische Systematik in der Hals-Nasen-Ohrenheilkunde. Münch. med. Wschr. **1956**, 972.
FRENZEL, H.: Pathologisch-anatomische und pathologisch-physiologische Grundlagen des Lage-Nystagmus. Acta oto-laryng. (Stockh.) Suppl. **159**, 73 (1961).
GERLINGS, P. G.: Peripheral Positional Nystagmus. J. Laryng. **42**, 147 (1948).
GÜNTHER, W.: Das Verhalten des Nystagmus im Anfall bei der Meniéreschen Krankheit. Klin. Wschr. **38**, 95 (1960).— HNO (Berl.) **9**, 97 (1961).
HOFMANN, W.: Vestibulariserscheinungen nach traumatischer Stapesluxation. Mschr. Ohrenheilk. **94**, 75 (1960).
KORNHUBER, H., u. G. WALDECKER: Akute isolierte periphere Vestibularisstörungen. Arch. Ohr.-, Nas.- u. Kehlk.-Heilk. **173**, 340 (1958).
MIEHLKE, A.: Beitrag zum peripheren Lagenystagmus. Arch. Ohr.-, Nas.- u. Kehlk.-Heilk. **160**, 433 (1952).
MILLS, CH. K.: The reclassification of some organic nervous diseases on the basis of the neuron. J. Amer. med. Ass. **31**, 11 (1898).
MYGIND, S. H.: Mechanism of vestibular manifestations in intracranial lesions. Acta oto-laryng. (Stockh.) **43**, 291 (1953).
NYLÉN, C.O.: Some cases of ocular Nystagmus due to certain positions of the Head. Acta oto-laryng. (Stockh.) **6**, 106 (1924).
NYLÉN, C. O.: Im Nordischen Lehrbuch der Oto-Rhino-Laryngologie. Kopenhagen: Verlag Munksgaard 1958.
RÜEDI, L.: Über die Meniéresche Krankheit. Schweiz. med. Wschr. **83**, 325 (1953).
RUTTIN, E.: Über Nystagmus bei Lagewechsel. Z. Hals-, Nas.- u. Ohrenheilk. **27**, 207 (1931).
STENGER, H. H.: Vestibulariserscheinungen nach Stapesluxation. HNO (Berl.) **4**, 206 (1954).
STENGER, H. H.: Vestibularisneuritis. Klin. Wschr. **38**, 95 (1960).
STENGER, H. H.: Über Lagerungsnystagmus unter besonderer Berücksichtigung des gegenläufigen transitorischen Provokationsnystagmus bei Lagewechsel in der Sagittalebene. Arch. Ohr.-, Nas.-, u. Kehlk.-Heilk. **168**, 220 (1955).
STENGER, H. H.: „Erholungs-Nystagmus" nach einseitigem Vestibularisausfall, ein dem Bechterew-Nystagmus verwandter Vorgang. Arch. Ohr.-, Nas.-, u. Kehlk.-Heilk. **175**, 545 (1959).
STENGER, H. H.: Zur Klinik des akuten isolierten einseitigen Vestibularisausfalles HNO (Berl.) **8**, 218 (1960).
VENZLAFF: Diskussionsbemerkung. HNO (Berl.) **8**, 220 (1960).
VOGEL, K.: Die operative Blockierung des horizontalen Bogenganges zur Beseitigung des peripheren Lageschwindels und Lage-Nystagmus usw. HNO (Berl.) **9**, 5 (1960).

If you have any concerns about our products,
you can contact us on
ProductSafety@springernature.com

In case Publisher is established outside the EU,
the EU authorized representative is:
**Springer Nature Customer Service Center GmbH
Europaplatz 3, 69115 Heidelberg, Germany**

Printed by Libri Plureos GmbH
in Hamburg, Germany